仁神術
的療癒奇蹟

調和生命能量的至簡療法

愛麗絲·柏邁斯特、湯姆·蒙特／著　詹采妮／譯

The Touch of Healing :
Energizing Body, Mind, and Spirit with the Art of Jin Shin Jyutsu

〈推薦序〉

仁神術是一種很好用的急救術，
也改變了我和許多人的生活

新加坡，仁神術療癒師　陳秀錦（Tan Siew Kim）

　　我是一名受過訓練的護理師和助產士，後來又取得了兒科和社區健康護理的基本資格。在醫院工作十九年後，我爲了照顧二兒子克里斯多夫而辭職，他被診斷出有重度自閉症，還伴隨了注意力缺失過動症，以及語言和溝通障礙。身爲一個母親，我沒有放棄，甚至爲了找出能幫助他的方法而出國進修。

　　一九九九年，我原本和朋友約在書店見面。她打電話來說她會遲到，於是我就走進了書店。在瀏覽書架上的書本時，我直覺地拿起了《仁神術的療癒奇蹟》。

　　我看著這本書，可是並不覺得它有趣，於是便放下。後來，我人還在店裡時，又直覺地拿起了這書。因此我出於好奇心而決定買下它。回家之後我還是對它沒興趣，所以一直把它留在架上。

　　二〇〇〇年，在農曆新年的春節大掃除期間，我想起了這本書，於是拿起來讀。

　　在讀完「握手指頭」的那一章之後，我對作者寫的東西還滿存疑的。

　　大約兩週後的一個晚上，我小叔打電話來，說我公公病得不輕，而且血壓很高。他要我馬上過去，因爲他得趕去上夜班。我先生和我趕到的時候，我公公有些力不從心，身體不停地顫抖、搖

晃。我替他量了血壓。收縮壓超過兩百，舒張壓高於一百。我請我婆婆收拾一些住院要用的東西。在等她的時候，我想起《仁神術的療癒奇蹟》這本書裡關於握手指頭的那一章。我把我的兩隻大拇指放在我公公的手掌心上。

　　我一這麼做，他的顫抖和搖晃就停止了。接下來，我又握了他的兩隻中指，然後是小指。

　　那時候，他已經平靜下來，也很快睡著了。整個過程不到二十分鐘。我又量了他的血壓，驚訝地發現已經降到了一六○／九○，所以我又檢查了一遍，想確認讀數是正確的。大約半小時之後，他的血壓繼續降到了一三○／八○。

　　由於他狀況穩定，所以當晚我們並沒有送他去醫院。

　　就在那天晚上，我讀完了整本《仁神術的療癒奇蹟》。從這本書裡，我發現我可以替克里斯多夫按兩個位置。它提到安全能量鎖4和7可以用於任何與頭部（腦部）相關的問題。對我而言，自閉症與腦部功能障礙有關，因此我開始每天晚上輕輕抱著他的頭按安全能量鎖4一小時，每天早上則是握著他的大腳趾按安全能量鎖7一小時。

　　差不多三個月後，我妹妹來看我，她發現克里斯多夫的行為有所改善，而且平靜了不少。我意識到，我每天跟克里斯多夫在一起，所以看不出他逐漸在進步當中。事實上，這促使我進一步重讀這本書，然後試著用用看安全能量鎖16。這個位置代表轉化，也就是打破一切舊有的模式，重新開始。在每天下午按他的安全能量鎖16之後，他的病情進一步好轉。於是二○○○年十一月，我決定去上我的第一次「仁神術五日研討班」，想學習更多能幫助他的方法。當時克里斯多夫十二歲，沒有能力討一杯水喝或是自己洗澡。自從

去上了這個研討班和後續的仁神術課程，我到現在為止還是一直在替他做療程。

　　現在，二十七歲的他可以煮飯、做家事、自行搭巴士和捷運了。他喜歡吹迪吉里杜管（Digeridoo，澳洲原住民管樂器），而且經常游泳。他也時常和他爸爸一起打高爾夫球。在家裡，他會自己做仁神術的自助動作，有時還會替他爸爸做基礎療程。目前他正在接受職業培訓，準備展開他的工作生涯。

　　在醫療救助抵達之前，仁神術是緊急情況下一種很好用的急救術。

　　從二○○○年到現在，仁神術影響了我和許多其他人的生活。我很感謝並感激仁神術協助我改善了克里斯多夫的病情，以及家人們的健康狀況。

〈推薦序〉
溫和卻效果強大的療癒法

前台積電工程師，現爲身心平衡工作者　翁世學

　　兩年前，我動完脊髓腫瘤手術加上整個月的放射線治療後，副作用如洪水猛獸般襲身而來，身體無時無刻不被神經沾黏疼痛、便秘脹氣，以及嚴重失眠給困擾著。屋漏偏逢連夜雨，在不知原因的情況下，頸部和手也感到劇烈疼痛及麻木，經過磁振造影（**MRI**）檢查，才發現是難以治癒的椎間盤突出。此時的我，無論情緒或身體皆已達到難以忍受的痛苦。但是我心中仍抱持一個希望，難道除了打針、開刀以外，沒有其他能讓我恢復健康的方式嗎？

　　我的希望之門看似被關上之後，上帝卻又爲我打開另一扇窗。在努力搜集資訊和一連串因緣際會之下，我認識了學習多種能量技術的荊宇元醫師，和他進行幾次個案工作後，身體的疼痛及情緒皆有顯著改善，但還有一些便秘脹氣、失眠等問題仍然困擾著我。於是荊醫師鼓勵我去新加坡參加仁神術的工作坊，他說仁神術雖然在台灣很冷門，但在美國已經推廣超過五十年了，在很多難搞的慢性病或重症上，也看得到很好的效果，是個溫和卻效果強大的能量手法。

　　一到了上課場地，令我感到不可思議的是，在台灣一般能量手法相關的課程中，學員人數有三十人就算很不錯了；但此時映入眼簾的是超過百人的大課程，而且涵蓋各個年齡階層，遠從馬來西亞、印度等各國慕名而來的人不在少數，裡面有學生、家庭主婦、

醫生、工程師及身心工作者等各行各業。在彼此交流的過程中，更得知許多同學已是多次複訓，因為他們發現仁神術對自己和親友的健康幫助很大，每次回來上課都會有新的體會和收穫。

仁神術的課程有很多知識及技巧的教導，其中最令我期待的就是每天的團練時間（table time），每三人一組，每天必須找不同人分組，其中一人躺在桌上，另外兩人在左右兩側施以仁神術。以我的經驗，無論是誰在桌上，幾乎在很快時間內就能進入深沉的放鬆狀態。在新加坡的那一週，我的排便、睡眠和食欲竟然都得到很大的改善。

回台灣後，我不斷用仁神術的手法來幫助自己，原來的失眠、腸胃問題都緩解了不少。我也用它來幫助家人緩解許多大小毛病，以急性感冒來說，只要施作一到二次之後，症狀都會減輕八成以上；對於慢性病引起的胃痛、胸悶或疲勞等，也都有很好的效果。因此我開始運用此書的教導，協助一些民眾改善他們的健康，每次施作之後，他們都有共同的感覺——好像被充電一樣，更加有能量。

仁神術是個簡單卻具有神奇功效的系統，很感謝方智出版社使此書的中文版面世，讓更多台灣讀者可以接觸仁神術。也很鼓勵讀者在閱讀此書之後，認真執行此書的自我保健手法，相信身心都能得到很不一樣的改變和成長。

〈推薦序〉

仁神術在生命各階段都能派上用場

仁神術講師　韋恩・哈克特（Wayne Hackett）

　　一九七七年十一月一個暖和的上午，我初次見到了瑪麗・柏邁斯特。那一天，她向我介紹了仁神術，這是一門「認識（幫助）自己的藝術」。三十七年後，那次會面的影響仍在很大程度上持續地定義我是誰，並持續轉化我的人生。

　　瑪麗・柏邁斯特——仰慕她的忠實學員們都稱她為「瑪麗」——全權負責將仁神術由日本引進美國。在日本，她師從重新發現這門古老藝術的村井次郎大師。在美國，瑪麗則持續進行她的研究，進而開創了這門藝術的發展與傳播。

　　恬靜低調卻又莫測高深，瑪麗的能力隨著話語和作品逐漸聲名遠播。在好運氣的加持下，我聽說了她的教導，並有幸成為她的弟子，這趟旅程於焉展開。

　　瑪麗・柏邁斯特說過，「仁神術的豐富性在於它的哲學。」這門藝術的訊息是普世共通的，應用起來既簡單又容易。我在身體、心理、情感和靈性方面，都是靠仁神術來幫助自己。這門藝術能帶來幸福安康、平靜和諧，以及與生命合一的感覺。對現代生活中的日常疼痛而言，仁神術能提供即時的緩解；而在生病期間，仁神術也能提供有效又零風險的治療。

　　早些年，我很滿足於作為一名學生，和一位大多與自己、家人及朋友合作的療癒師。後來，一次涉及健康問題的奇特個人經驗，

促使我要求瑪麗訓練我傳授仁神術。一段時間之後，她同意了我的請求。一九九〇年，除了繼續執業之外，我也開始四處旅行並教導這門動態藝術。

在私人執業期間，我親眼目睹過仁神術平衡與協調人類的強大力量。在產房裡，在生命的尾聲，在這中間的所有階段……仁神術始終都能派上用場。

在世界各地的教室裡，我因為學員們的覺醒而欣喜。透過仁神術的學習，人們開始認識到，我們有能力承受及克服人類的各種苦難。我們會在實踐生命的探險歷程中，發現新的熱情與樂趣。

這本書能啟發人們一窺仁神術這門藝術的原理及用途。讀者將發現本書具有極大的價值和效益。請各位盡情享受吧！

CONTENTS

〈前言〉
一個自我認識與和諧的終身旅程

瑪麗・柏邁斯特

　　我的父母是說故事高手。我從小伴隨著神話和古代故事長大，經常想起一則發生在古希臘市場的故事：

　　有兩名男子爆發爭吵，而偉大的數學家暨哲學家畢達哥拉斯就站在圍觀人群當中。正當其中一名好鬥者打算持刀攻擊另一人時，畢達哥拉斯拿起他的魯特琴，彈出一個清晰的音符。那名憤怒的男子一聽到琴聲，立刻放下他的刀子而離去。

　　畢達哥拉斯對諧波關係（harmonic relationship）的理解，幫助他挑選了一個能安撫那名男子的完美音調。

　　仁神術能幫助我們找到那個音調，因為每個人的內在都存在著對和諧的完美詮釋。仁神術是一種哲學、心理學和生理學，也是一種得以了解宇宙合一，進而認識和幫助自己的存在方式。

　　一位友人曾經評論，仁神術有著一種「複雜的簡單」。一個充分理解且由衷尊敬這門生理哲學的重要涵義，並按部實行的人，理當不會對它的博大精深感到害怕，也不會為了身體力行而感到惶恐。仁神術不是技巧的應用，而是藝術的呈現，人的形體不過是造物主無限美學力量的流動管道而已。

　　仁神術是一個邁向自我認識與和諧的終身旅程。本書則為這趟

旅程的路線圖，幫助你朝正確的方向啓程，並告訴你一路上該如何前進。認識路線只是第一步而已，要繼續這趟旅程，取決於能否遵從這門藝術的既定程序，並且不受阻礙地與造物主交流。

　　願你的旅程和我的一樣受到祝福。

〈作者序〉
讓人健康、平衡的簡單方法

　　一九七七年，瑟萊絲特‧馬汀去紐奧良出席了一場不動產會議，對她而言，這並不是件尋常的事，因為她只有在健康情況允許時才能旅行。瑟萊絲特患有靜脈炎，一種會造成血塊的致命疾病。為了預防萬一，她除了每天服用抗凝血劑，醫生也定期為她監測血液。

　　瑟萊絲特已被靜脈炎折磨了十九年，並經常為此住院治療。她的雙腿還因為血塊而抽除了大隱靜脈。此外，肺部也有兩個成形的血塊。如果缺乏適當的醫療協助，那些肺栓塞很可能會要了她的命。小型栓塞則導致她發生了多次短暫性腦缺血或小中風，而循環不良所引起的長期腫塊和疼痛，更迫使她在腿上穿起了彈性繃帶。

　　為了擺脫病痛帶給她的限制，瑟萊絲特決定離家一星期。令人意外的是，會場上有位名叫查爾斯的男子朝她走來，給了她一個莫名的建議：「如果妳不想看起來只剩半條命的話，我知道有個女人可以幫妳。」

　　查爾斯提及的女人是瑪麗‧柏邁斯特，她是鮮為人知的療癒藝術——仁神術——的老師和療癒師。當查爾斯解釋，只要透過仁神術簡單地應用雙手就能達到強大效果時，瑟萊絲特立刻心生懷疑。當了二十一年的護士，她的訓練和經驗已經給了她一個容不下這類資訊的知識框架。她回到紐澤西的家，覺得查爾斯這個人還挺有意思的，可是和自己根本八竿子打不著。

　　一個月後，瑟萊絲特下班回家時，感覺臉部周圍有種詭異的刺痛感，就像撞進了厚重的蜘蛛網一樣。當天稍晚，她的左半身已毫無知覺且氣力全失。奇妙的是，那天晚上查爾斯恰巧來電關心她的近況。她把症狀說給他聽，他則吩咐她掛上電話在旁邊稍等，他會立刻回電。查爾斯撥了通電話給瑪麗‧柏邁斯特，並獲知該如何為瑟萊絲特緩解她的症狀。查爾斯回電將訊息轉達給瑟萊絲特知道。接下來的幾個小時，她的孩子們遵照指示，將雙手擺在母親身上的適當位置。還不到凌晨兩點，她的症狀便消失無蹤。

　　「我預期隔天可能要住院的，」瑟萊絲特回憶，「但我反而去上班了。」查爾斯在當天稍晚來電，當她告訴他症狀消失的事情時，他回說：「現在妳相信我跟妳講的了吧？」

　　瑟萊絲特確實深信不疑，並在四月初去了一趟亞利桑納州，接受為期十天的仁神術治療。瑪麗‧柏邁斯特當時不在，因此由仁神術的長期療癒師派特‧米德為瑟萊絲特施作。派特一天為瑟萊絲特進行兩次療程，一次在上午，另一次在下午。在接受第九次療程期間，瑟萊絲特有一種被轉化的奇妙體驗，彷彿體內深層的某種堵塞物被釋放出來。她感覺能量在體內恣意流動。當天稍晚，瑟萊絲特接了一通電話。她想都沒想就從坐著的地方起身走向電話，直到拿起話筒她才恍然大悟，她的腿不痛了，而且正好相反，她覺得雙腿強壯而靈活。忽然間，她開心地大喊：「我的腿不痛了！」

　　返回紐澤西的途中，瑟萊絲特在機場遇見表弟，表弟差點認不出她來。回家後，瑟萊絲特立刻接受了一套完整的醫學檢查，結果顯示她的血壓和凝血機制一切正常。「你這陣子做了什麼？」醫生問道。瑟萊絲特向他解釋了一番，醫生回答：「好吧，不管是什麼，繼續做就對了。」

　　此刻，瑟萊絲特知道她沒事了。「我不再害怕了，」她說，「我一直很擔心血塊鬆脫會忽然要了我的命，現在這種恐懼一掃而空。」四十四歲那年，她感覺自己重獲新生。

　　瑟萊絲特的故事令人印象深刻，但絕非特例。還有其他無數人的生活，都因為接觸仁神術而戲劇性地獲得改善。就像瑟萊絲特一樣，許多人一開始也懷疑仁神術究竟能不能幫到自己。因為這門藝術是如此出乎意料地簡單、溫和，以至於有不少人對它的效果感到懷疑。但仁神術含蓄的特性，正是成效卓著的要素之一。仁神術溫和又不具侵入性，因此能讓接收者感覺更自在，也更容易接受療癒的過程。

毫無疑問，村井是位高人

　　仁神術絕非華而不實的安慰劑。仁神術的原理和操作方法，牢牢地根植在早已被遺忘的古代療癒傳統上。正如我們稍後將看見的，透過村井次郎大師一個人多年來嚴密的系統化研究，他重新發現了仁神術，隨後更將這些知識傳承給了瑪麗・柏邁斯特。

　　瑪麗・柏邁斯特的先生吉爾，分享了以下這個故事，說明了仁神術這門療癒藝術精采的微妙之處和力量所在。

　　二戰結束後，吉爾在日本擔任美國軍方的文職雇員。瑪麗一到日本就遇見吉爾，吉爾則展開熱烈追求。與此同時，瑪麗正跟著村井次郎學習。當時吉爾長期飽受肛門搔癢之苦，最後還發展成肛門廔管，必須以外科手術移除。但手術後他仍持續搔癢，卻沒有藥物能緩解不適。一年後，瑪麗建議吉爾去見村井次郎，吉爾也同意了。

　　吉爾走進村井次郎空曠的房間，眼前唯一可見的家具，是塊躺在乾淨木地板上的白色墊子。村井請吉爾躺上墊子，吉爾照辦，大師則是將雙手擺在他的身上。在被村井碰觸的瞬間，吉爾覺得似乎有股巨大的能量波動滲進了他的身體。多年後吉爾回憶：「我感覺能量在奔騰。」他很快便沉沉睡去，還一連睡了好幾個鐘頭。同時間，村井只是將雙手移往吉爾身上的不同部位而已。吉爾醒來後，搔癢消失，而且再也沒有復發。

　　村井毫無疑問是位高人，而他煞費苦心的研究，使他對人體的錯綜複雜具有深刻的了解。這份了解讓他得以對吉爾的苦難源頭集中火力，更重要的是，也引領村井重新恢復對仁神術的覺知——這門療癒藝術既簡單又能被廣泛應用。他發現，任何有意學習的人都能學會這門技藝，並用仁神術來讓自己和他人受益。為了提供未來世代學習仁神術的機會，他竭盡所能地教導年輕的瑪麗·柏邁斯特。

　　今天，瑪麗教導過的仁神術學員已遍及世界各地，其中一人正是瑟萊絲特·馬汀。在體驗過明顯的康復後，瑟萊絲特很快便決定要專心學習和實踐仁神術。事實上，瑟萊絲特才剛開始學習沒多久，就用它來幫助別人了，而那個人就是她母親。

在母親療癒的過程幫上大忙

　　一九七九年四月，瑟萊絲特的媽媽跌碎髖骨，外傷引起的鬱血性心臟衰竭使她陷入了昏迷。瑟萊絲特打電話給瑪麗，想問仁神術能否替媽媽做點什麼。瑪麗指示她將雙手擺在適當的位置上，隔天瑟萊絲特立刻守候在昏迷的媽媽床邊。

　　「瑪麗教我應該把左、右手擺在何處，」瑟萊絲特回憶，「可是我不知道自己在做什麼，或者自己能做什麼，如果我真有能力的話。」儘管如此，瑟萊絲特還是按瑪麗的指示開始施作仁神術。

　　瑟萊絲特的媽媽插了導尿管，床邊掛的塑膠袋裡頭大約只排出兩三公分高的尿液。瑟萊絲特施作了十五分鐘左右的仁神術，抬頭時忽然發現袋子滿了，甚至還多到溢出來。她馬上按鈴找護士，護士急急忙忙地走進房間。看見尿袋時，護士對瑟萊絲特說，「嗯，怪了。我不久前還在這裡，袋子裡幾乎沒有尿液。」

　　護士說話時，瑟萊絲特的媽媽睜開眼睛說：「是妳嗎？瑟萊絲特。」從那一刻起，瑟萊絲特的媽媽逐漸好轉，最後完全康復。

　　「我很驚訝，」瑟萊絲特說，「同時也感到害怕。難以想像我這種頭腦簡單的人，也能做到這些事情。我相信那是瑪麗的能力，不過現在我明白人們同樣能透過我而得到幫助，我為這個事實感到謙卑。」

　　瑟萊絲特母女倆的經驗，具體說明了仁神術確實容易上手。就算只有粗略的經驗，她也能在母親的療癒過程中幫上大忙。我們每個人都有同樣的潛能。認識仁神術的基本概念和操作方法，能為我們心愛的人提供很棒的協助工具。而以下的故事將說明，仁神術還能大幅增強我們的自助能力。

練習仁神術，讓愛咪度過換腎危機

　　一九八三年，三十八歲的愛咪開始經歷明顯的關節疼痛和發炎症狀。偶爾她的膝蓋和雙腳會痛到受不了，以至於好幾天都沒辦法走路。起初醫生認為她得了風濕性關節炎，但檢查結果無法確認

出任何特定的關節疾病，醫生只好針對她的情況開了可體松和消炎藥。

一九八五年，檢查顯示愛咪的肝腫大。包括肝臟切片在內的進一步檢查，排除了罹癌的可能性，卻無法提供任何具體的診斷。這段期間，愛咪的症狀逐漸惡化。一九八八年的檢查清楚顯示，她的肝臟已失去功能。醫生告訴她，她患有結締組織病，一種用來稱呼眾多疾病的不特定術語。

最後，醫生診斷愛咪患有狼瘡，是一種由身體免疫系統攻擊結締組織和包括大腦和腎臟等重要器官的疾病。

一九九〇年夏天，愛咪的情況急轉直下。檢查顯示，她的腎功能已經不到百分之五十。為愛咪監測的腎臟科醫師告訴她，如果腎功能掉到百分之二十以下，她就必須洗腎。

就在事情似乎不可能更糟的時候，愛咪出了車禍，這使她的脖子劇烈疼痛。諷刺的是，這場意外卻恰巧成為她重返健康的途徑。

為了治療頸部疼痛，愛咪挑了一位當地的按摩治療師 —— 吉娜，她最近剛將仁神術整合到自己的按摩手法裡。這些療程讓愛咪覺得舒服很多，因此她要求連續三週，每天都接受仁神術的療程。她很快就在體力和元氣上體驗到明顯改善；同一時間，她的長年水腫也首次減輕。

接下來的那個月，愛咪又做了腎臟檢查。檢查顯示腎功能已經降到百分之二十五，醫生說，如果腎功能再掉五個百分點，他可能會被迫將她轉給腎臟移植小組。

一九九四年四月，檢查顯示她的腎功能最多只剩百分之二十一，距離災難邊緣僅有一步之遙。醫生相信這只是時間問題，於是勸告愛咪，在不久的將來她可能必須進行腎臟移植或定期洗

腎。

「我知道檢查結果後，便離開診間坐上我的車，然後思考未來該怎麼辦，」愛咪回憶。「我當下就決定不要移植或洗腎。我不知道我會怎麼做，可是這些選項我一概不接受。」

她的下一步是打電話到仁神術辦公室給瑪麗的兒子大衛‧柏邁斯特。大衛鼓勵愛咪繼續接受醫療照護，還推薦了一位在愛咪家鄉達拉斯的長期療癒師——瑪莉蓮。

一九九四年五月，愛咪初次見到瑪莉蓮。「瑪莉蓮第一次幫我治療時，我就知道有特別的事情發生，」愛咪回憶，「好像有一些重量從我的身上被抽離。」愛咪很快就變得精力充沛，搞得她不曉得該拿自己怎麼辦。「有一天，我覺得朝氣十足、能量飽滿，於是把房子裡所有的踢腳板都清了一遍。」

從五月開始，愛咪每週去見瑪莉蓮兩到三次，去見吉娜則是一週一次。與此同時，她也學習各種仁神術的自助動作，以便每天用來強健體魄。愛咪相當勤奮地身體力行。

吉娜說，多虧愛咪持之以恆地練習仁神術的自助動作，才讓她的健康情況得以好轉。一九九四年八月，愛咪接受了另一次腎臟檢查。這回的情況明顯不同，檢查顯示她的腎功能已經上升到百分之三十。醫生對改善程度嘖嘖稱奇。「如果妳能提升到百分之四十，」他說，「我就自己去學仁神術。」

愛咪的健康情況持續改善。一九九五年八月的另一次檢查顯示，她的腎功能已經上升到百分之四十三。不用說，她欣喜若狂。最後，愛咪的熱忱促使她參加了仁神術的課程，為的是學習如何運用在家人身上。她總結自己的經驗：「一九九四年五月，當腎臟移植或洗腎勢在必行時，我告訴一個朋友，我認為自己不會死，且會

有奇蹟發生。我算是冥冥中被引導到這種做法上。如果沒有接受仁神術的治療，我今天可能在洗腎，或甚至已經死了。」

維持身體、情緒和心理健康的工具

如同上述故事所清楚說明的，仁神術能讓一般大眾用看似驚奇的方式幫助自己和他人。我們寫這本書的目的，就是希望提供讀者一個如法炮製的機會。也因此，我們為一般讀者而寫的心意，更勝於為了認真嚴肅的療癒師而寫。然而，兩者都能以它作為參考。

以下是仁神術的重要概念和操作方式，這些最初都是由村井次郎大師所制定的。在此之前，任何想獲得這些資訊的人，都必須參加仁神術的授權課程，或是閱讀瑪麗‧柏邁斯特的作品。為了和一般讀者溝通這些想法，我們會試著用平易近人的文字來呈現。而為了保有瑪麗教學的原汁原味，我們也收錄了許多出自課本和演講的語錄，置放在每個章節的開頭。

最後我們想強調的是，在仁神術這個主題上，本書並不打算成為最具權威性又無所不包的作品。因為這門療癒藝術多面向、多層次的本質，其實遠遠超出本書許多。

對大部分的讀者而言，書中聚焦的基本概念和練習算是綽綽有餘了。這本書提供了各種平衡及維持身體、情緒和心理健康的工具。你可以將之與主流醫學結合，以便幫助自己和他人促進療癒過程。你也可以預防性地運用它們，以便維持一種和諧、安康的感覺。最終，仁神術將恢復你對自己的認識，以及你對長期休眠的內在能力的了解，並藉此改善自己的生活品質。

Chapter 1

仁神術的基礎

一位想了解仁神術的學員第一次來上課。午休期間,這位學員向瑪麗·柏邁斯特老師介紹自己。他坦言有些不知所措,「很遺憾,我對仁神術一無所知。」瑪麗微笑著說,「你對它已經無所不知了。」

　　我們活在一個資訊時代。媒體可以在全球重大事件發生後的幾秒鐘內迅速播出,網路則讓我們連上專業的資料。我們越來越期待科學和科技上的發展,能讓我們更了解自己,更了解幸福安康的秘密。

　　對外部資訊與日俱增的依賴,已經漸漸模糊了我們長期保有的簡單內在覺知。這份覺知中,本來就存在著促進健康和生活品質所需要的一切工具。

　　仁神術,讓我們得以再次體驗這份覺知,也教導我們如何善用它以追求更美好的身、心、靈福祉。仁神術的施作,並不需要複雜的技巧或努力,其種子已經在我們體內沉睡了好幾千年。我們只要聽從「學習即記起」(Learning is remembering)這個柏拉圖的教誨,就能使它們重現生機。

是什麼決定了我們的健康與和諧？

　　古人不刻意區分身、心、靈之間的不同，因而任何用來協助身體的做法，自然能同時提升身體、情緒和心靈的整體。此外，他們也認為健康與「和諧」取決於能否讓看似不相干的元素取得平衡。

　　仁神術幫助我們回想起，人人都擁有最簡單的必備工具，也就是呼吸和雙手，來創造生命的和諧平衡。同時也提醒我們，想增強身體和心理活力，我們需要的就只有這些工具，而仁神術會反過來協助我們排除疾病或「失調」的起因。最重要的是，仁神術喚起了我們對生命能量的覺知，而這股能量遍及宇宙。這份重新產生的覺知，使我們得以將不可或缺的能量傳送到身體的各個部位。

　　生命能量遍及宇宙並為世間萬物帶來生命的概念，對我們許多人而言或許感到陌生。在大部分的西方世界，我們很可能只視生命為某種促成能量利用、新陳代謝、成長和生殖的化學過程。

　　這個由現代科學賦予我們的概念，聚焦在生命的生物面向上。從這個觀點看來，生命的起始和終止，取決於生物學或生命的物質部分。但仁神術的施作者——更確切地說，他們是各地的傳統人類——會自問：是什麼為這些相互的化學作用提供動力？是什麼為我們的器官和系統賦予生命？又是什麼原力為人類身體帶來生命？

　　在為這些問題尋找答案時，傳統人類學會將眼光放遠，去看那股使身體充滿活力的潛在能量。他們認為生命是普遍存在的單一生命力，只是以植物、昆蟲、動物和人類等各種有機體的形式表現出來。例如。古希臘人稱這股能量為普紐瑪（pneumatic）；印度人稱

它爲普拉納（prana）；中國人和日本人則認爲是氣。

　　承認生命能量爲萬物帶來生命，不僅僅是種哲學信念，也是貼近生活和療癒的可行之道。確實，幾乎所有的傳統療癒系統——從阿育吠陀到希臘和中國——全都奠基在一個原則上，即療癒身體，當事人必須強化和協調體內生命能量的流動。這個原則爲針灸、穴位按摩等技藝，以及中醫的草藥和食療提供了基礎。

　　多年前將仁神術引進西方世界的瑪麗，以簡單的類比說明了生命能量的重要性：「當你轉動鑰匙時，是什麼讓汽車引擎發動？是汽車的電池。電池對汽車的各種功能而言，是必要的能量來源。現在，是什麼讓心臟跳動？是什麼促成了呼吸？是什麼促成了消化？是生命的電池。一種讓身體運作的必備能量來源，這個來源就是生命的電池。」

　　我們的健康或和諧，取決於這股遍及身、心、靈的生命能量是否流暢而均勻地傳送。當日常生活中的壓力和疲勞阻斷了生命能量的運行時，我們的身、心、靈都會受到影響。我們不只被憂慮、恐懼、憤怒、哀傷和僞裝給壓垮，我們也增強了生病或「失衡」的傾向。

　　簡單講，仁神術是一種平衡生命能量的方法。它教我們如何運用容易上手的操作步驟，來恢復情緒平衡、減輕疼痛，並解除急性和慢性疾病的成因。我們可以安全地用它來搭配任何其他療法或藥物治療。此外，它的好處還會逐步累積，所以我們越常練習，就越有活力和自知之明。

　　我們可以隨時隨地運用仁神術。它的方法簡單又不顯眼，即便在擠公車或是度過難熬的會議時，也能用在自己身上。大家唯一會注意到的——如果有人會注意到任何事的話——只有更和諧的舉止、更放鬆的氛圍，以及——在近距離檢視下——你正握著一根或幾根手指頭。

失傳的仁神術，重新被發現了

　　仁神術的名字意味著，「造物主透過慈悲之人所傳遞的藝術」。這些字所代表的療癒藝術，是以我們在協調自身方面所天生具有的能力為基礎。幾千年來，古人用這份覺知療癒自己和他人。但在代代相傳之下，這份覺知後繼乏力，最後幾乎被遺忘殆盡。二十世紀初期，一位名叫村井次朗的日本智者，出於需求而重新找回了仁神術。

　　一八八六年，村井次郎生於石川縣的大聖寺村（現今的加賀市），是家中的第二個兒子。次郎的父親，就像他的祖父及其他祖先一樣行醫。由於日本習俗期待長子繼承家業，因此次郎可以隨心所欲地選擇出路。起初他以養蠶為業，可是他生性魯莽又飲食無度，甚至到了參加大胃王比賽還贏得獎金的地步。到了二十六歲那年，他重病纏身，換過幾位醫生也毫無起色。醫生宣告他藥石罔效，還因為他病入膏肓而放棄治療。最後他拜託家人用擔架將他抬往山中小屋，把他獨自留在那兒七天，並在第八天時回來接他。

　　村井在小木屋裡禁食、冥想，還練習各種手印。這段期間他的意識時有時無，身體也逐漸變冷，可是到了第七天，他覺得自己好像已經從酷寒解凍，然後被丟進熾烈的火爐之中。當極度的高溫消退時，他體驗到巨大的平靜與內在的祥和。令他大感驚訝的是，他痊癒了。他跪在地上感恩，發誓要終生鑽研療癒之道。

　　為了理解疾病的起因，村井許下重諾。吉爾還記得他是一個執著於追求知識的人：「次郎在上野公園的遊民之間進行研究。那

座公園裡住了很多人，次郎會照顧他們，並研究那些人身上出現的各種疾病。我記得他有段時間還研究耳朵的問題，因為他想治療所有耳朵不舒服的人。一旦理解了耳朵的問題，他就會繼續去研究別的。」村井龐大規模的研究，引領他覺察到一門被他稱為仁神術的療癒藝術。

隨著村井對這門藝術的理解越來越深，仁神術這個名字的意義也逐步成形。一開始，他用這些字來代表「幸福的藝術」，接著是「長壽的藝術」，後來進一步發展成「仁慈的藝術」，最後則定案為「造物主透過慈悲之人所傳遞的藝術」。

據我們所知，村井次郎不曾離開日本，但他想讓全世界都能操作仁神術。為此，他挑選了一位名叫瑪麗・柏邁斯特的年輕日裔美籍女子做為他的弟子。

一九一八年出生於華盛頓州西雅圖的飯野瑪麗（瑪麗婚前的名字），在一九四○年代晚期來到日本，目的是擔任翻譯員並學習外交。冰雪聰明又好學不倦的她，確實是位天生的學者，而且立志要考取日本的大學。此外，她也想克服西雅圖對日裔美人，特別是對她自己和家人的偏見。「我經常因委屈而憤怒」，她回憶道。

在共同友人的家中認識村井次郎時，瑪麗對療癒藝術所知甚少。村井朝她走去，提出了一個改變人生的邀請：「妳想不想跟著我學習，然後把這份禮物從日本帶回美國？」儘管瑪麗感到吃驚，卻奇怪地接受了建議，她唯一能想到的回應就只有「好」這個字。

接下來的十二年瑪麗都跟在村井身邊學習，可是才開始沒多久她就病倒了。她痛苦不堪，又虛弱到下不了床。每次有朋友去看她，最後總是哭著離開，因為他們不確定自己還能不能再見到她。

有一個多月的時間，村井一週替瑪麗治療三次，還搭一個半

小時的火車去她家。由於瑪麗太過疲憊，他一次只能替她治療五到十五分鐘。某天在治療結束後，他告訴瑪麗她隔天就會康復。仍舊疲倦和痛苦的她，完全不敢相信。儘管如此，隔天醒來後她沒有任何不適，她意識到自己已經被徹底地治癒了。

瑪麗事後回想，那場病深深地形塑了她，「在那之前我從沒生過病，連頭都沒痛過。事實上，當人們說自己生病或頭痛時，我心裡想的是『藉口』，那不過是逃避責任的手段罷了。」後來她明白受苦不是捏造的，這項領悟讓她充滿慈悲。對於追求致力於協助他人的人生，這樣的慈悲是不可或缺的。

之後，瑪麗也沒再生過病。一九五四年她搬回美國並在洛杉磯落腳，但直到一九六三年才開始積極地施作仁神術。

瑪麗實現的遠超過村井對她的期待。自從大師在一九六一年過世之後，她就成了世界上首屈一指的仁神術教師，並具體實踐了這門藝術的一切教誨。她一直孜孜不倦地在歐美各地施作和教導仁神術。

瑪麗以「認識（幫助）自己」這句話來描述仁神術的精華。就像她寫在課本裡的：「透過仁神術，我們的覺知會被一個簡單的事實給喚醒：想在身體、情緒和靈性上和宇宙協調一致並維持平衡，所需的一切都存乎我們的內在。透過這份覺知，全然的平靜、沉著、安全與內在的合一將顯而易見，也沒有任何人事物能把它帶走。」

仁神術的基本核心概念

現在我們將探索形成仁神術基礎的核心概念。簡述如下：

- 有股生命能量，遍行宇宙，並在每個有機體的內部循環。

- 這股宇宙生命能量，會在不同的密度級別上顯化自己。這些級別一共有九層次。在第九層次，能量會以最無窮無盡且未被分化的形式展現出來。依序穿越八個層次時，能量會變得越來越稠密，並逐漸涵蓋我們所有的身、心、靈面向。

- 呼吸是生命能量的基本表現形式，我們經由吐氣來卸載累積的壓力和停滯的能量；藉由吸氣，接收新鮮、純淨的豐盛能量。

- 生命能量在體內暢行無阻時，我們便處於完美的和諧之中。生命能量會因態度而堵塞，導致身體、心理和情緒上的失調。這五種基本態度分別是：憂慮、恐懼、憤怒、哀傷和偽裝。所有的態度都來自恐懼（FEAR），也就是瑪麗所說的，似是而非的錯誤證據（False Evidence Appearing Real）。

- 生命能量透過不同的路徑在體內運行，這些路徑被稱為能量流（flow）。這些能量流能使身體成為一個整體。

- 能量以連續橢圓的路徑由身體的正面往下移動，再由背面往上移動。這個移動會在上半身和下半身、正面和背面之間，創造出一種互補關係。因此，如果失調的症狀出現在腰部以上，那麼起因便會在腰部以下。在身體的背面和正面之間，也存在著類似的關係。

- 身體兩側各有二十六個不同的位置，叫做安全能量鎖（Safety Energy Locks，簡稱SEL）。這些能量鎖能發揮斷路器的作用，以便在生命

能量之流堵塞時保護身體。能量鎖一旦關閉，身體相對應的部分就會出現症狀。安全能量鎖也具有警報功能，可以指出失衡的源頭。

- 每個人的內在都有一份潛在的和諧，即使我們患有某些失調或疾病。儘管這類失調似乎有許多不同形式，卻都是出自相同的根本原因，那就是生命能量的堵塞。基於這個理由，失調的後果往往被稱為標籤。大到嚇人的標籤，例如癌症或心臟病，指的是許多堵塞或卡住的能量。沒那麼嚇人的標籤，例如簡單的消化不良或普通感冒，則是由較小的堵塞所引起。任何標籤，不管是大是小，都能透過疏解停滯的能量來改善。

這種宇宙生命能量的見解，對前面提及的所有概念至關緊要。仁神術教導我們，能量不只是某種抽象又難以接近的力量而已。再者，促進這股能量流的主要方式之一，其實比大家想像的更平易近人——生命能量就隱含在我們的每一次呼吸裡。

移除堵塞最根本的工具

我們帶著吐氣來到世上，是為了清理和淨空自己，好讓我們可以接受。我們從來不是「吸進」一口氣，而是「接受」一口氣。

要放鬆身體並移除生命能量的堵塞物，最基本的工具就是呼吸。任何時刻，我們只要深深地吐氣，便能讓新的氣息自然而然地進入體內。透過每一次吐氣，我們可以釋放累積的壓力、身體的緊

張和似是而非的錯誤證據（恐懼）。深深吐氣可以淨空我們，讓我們更充分地接受下一口氣，以及它所賦予的生命能量。現在，生命能量可以更流暢地在系統內運行。我們可以透過呼吸，即「淨化過的生命精華」來提振精神，並讓自己充滿元氣。

如果現在吐氣的話，你會覺得緊繃感正從肩膀、軀幹和骨盆，一路往腳趾排出去。隨著每一次呼吸，緊繃感會從身體釋放出來，於是你將更為放鬆，並回到更深層的和諧之中。請用覺察和感恩的心來接受每一次呼吸。

呼吸是能量的基礎。我們隨時都能以呼吸的形式，取得環繞身邊且遍及宇宙的生命能量。生命能量取之不盡，用之不竭，在所有自然資源中最唾手可得，因此我們永遠都能得到轉化生命和世界的力量。轉化的關鍵就只是吐氣，並容許生命能量充分地灌注我們而已。正如瑪麗所說的，「在呼吸的當下，我永遠都是新的。」

瑪麗記得一名來參加講習的男子。講習結束時，他對她說的一切嗤之以鼻。隨後，男子參加了大峽谷的觀光行程。旅行團來到峽谷底部時，男子病倒了，連路都不能走。導遊堅持：「這裡沒有醫務人員、沒有騾子，也沒有人可以揹你出去。你得靠自己。」不幸的是，男子動彈不得，導遊只好把整團人馬帶回峽谷頂端求援。當男子疲憊又絕望地躺著等候救援時，他想起瑪麗說過：「呼吸是最根本的工具。進入呼吸。吐氣，然後接受在每次吸氣時，宇宙賜給你的禮物。」他開始吐氣，然後更自然、更有節奏地呼吸，並透過每一次吸氣來接收生命能量。他開始奇蹟似的恢復體力。「他很快就跟上隊伍了，而且在沒有任何協助的情況下，全程走到峽谷頂端。」瑪麗回憶。後來，那名男子打電話來謝謝瑪麗的教導。

呼吸是所有唾手可得的工具中，最簡單、最完美的一種。在任

何清醒的時刻，我們都能用它來增強和平衡生命能量，並進入和諧與療癒源源流出的領域。

呼吸練習

下面是簡單的呼吸練習，能讓體內的所有功能恢復平衡：

從計算你的吐氣開始（一，吐氣、吸氣；二，吐氣、吸氣；三，吐氣、吸氣⋯⋯）。數到你完成三十六次呼吸為止。如果數到忘了次數，不妨重新開始。這個練習你可以一次做完，也可以花一整天，九個一組分四次做完。請讓呼吸自然地開展。假以時日，你的呼吸將不自覺地變得更加深沉、更有節奏。

Chapter 2
層次和態度

我什麼也沒做。一切都是宇宙能量所為，因此我無法居功。然而，由
於我什麼也沒做，所以從不覺得累。過去多年來我替有傳染病的人做
過跨接，可是我從來沒被傳染過。

——瑪麗·柏邁斯特

把雙手當成跨接線

　　過去四十年，瑪麗平均一天看十個人，一週工作六天。每個
療程通常持續一小時。儘管許多人大老遠去接受她的治療，但她不
認為自己是療癒能量的來源。更確切地說，她相信人人都有同樣的
能力，可以透過運用雙手，將宇宙生命能量導入身體。只要把雙手
放在適當的位置上，就能使生命能量運行到身體的另一個部位，或
傳送到另一個人身上。宇宙生命能量能穿透衣物、石膏、繃帶或牙
套。這些都無法阻礙由療癒師手中傳送到接受者身上的生命能量之
流。

　　請將雙手想像成跨接線❶。只要接線就好，不用出力，也不必搓
揉或按摩。瑪麗談到跨接線的運用時曾提醒學員，仁神術不是一種
技巧，而是一門藝術。技巧往往需要牢記專門的規則和精確的「機

械式」應用。另一方面，藝術則需要一種理解的胸襟，以及具彈性、創意的思維。也因此，運用跨接線沒有絕對的做法，用你覺得最自然的方法就對了。

當你要跨接自己或他人時，請記住以下這些重點：

- 放輕鬆。如果你無法放鬆，只要覺得自在就好。不需要勉強放鬆。你總有一天可以不必嘗試就能放鬆。
- 你可以坐著、站著，或是躺下來，只要你覺得舒服、方便又行得通就好。
- 一次只要用雙手操作各個步驟幾分鐘即可，或是直到你能感覺到一股均勻、有節奏的脈動為止。
- 一天當中的任何時刻都可以跨接。每天運用最簡單的操作步驟就能達到效果。

事實上，跨接的動作簡單又不費力。我們光是握著一根手指就能獲得強大的效果。誠如我們即將看到的，每根手指都負責協調一個特定的維度（dimension）或所屬的層次（depth）。調和各個層次能讓我們卸除有害的態度（例如恐懼或悲傷），這些態度正是導致能量停滯和失調的主因。

❶連接兩車電池的充電線。

認識層次和態度

物質是靈性的最低層面，靈性是物質的最高等級。

　　仁神術的博大精深，在層次的概念上最顯而易見。層次是一種實用的療癒工具，也是一種了解我們如何誕生、如何與所有生命之源保持合一的手段。

　　我們不妨將層次理解成生命的維度，每個層次都負責一組身、心、靈內的特定功能。所有維度彼此影響又互相依賴，同時，每個維度也為下一個維度提供了天然的基礎。因此，層次能揭露生命中隱含的秩序，使我們對每個維度背後的涵義有深刻的洞察。

　　層次也描繪了能量變成形式、心靈變成物質的過程，而創造過程中的每一步都是接續前一步而來。儘管我們將每個層次定義成一個創造的階段，但須記住，我們從不曾與任何階段分離，即使是最分散的純能量形式，也仍舊與肉體本身合而為一。每個層次都與其他層次互相影響，目的是為了延續和整合人類經驗。簡言之，各個層次的相互關係，揭露了非物質與物質現實、思想與實體，以及宇宙與個體之間的關連性。

　　且讓我們暫停一分鐘，想像自己來自無窮無盡的能量源頭。事實上，現代科學正是以這種方式推論我們的誕生。從科學和宇宙論的觀點來看，宇宙源自於所謂的「大爆炸」，巨大的能量爆炸創造了一切物質。在大爆炸前，宇宙以無邊無際、毫無二致的能量形式存在。在這股無限的能量裡存在著能創造無數可能的種子。這股能量依舊存在，它在仁神術中被稱為第九層次。我們每個人仍然和第

九層次合為一體；我們每個人也都一如既往地，與純能量的原始潛能彼此連結。

這個宇宙能量區別自身並顯現出來的過程叫做稠密化（densing down）。在漸趨稠密的過程中，生命能量會依序經歷各種收縮階段，為的是以物質形式出現。這個收縮過程開始於第八層次。第八層次通常被稱為點（dot）。它傳達出一個點的形象，而第九層次巨大無邊的能量則從此處開始集結，成為一切來源的未知源頭。

生命能量在第七層次被壓縮成「造物主的光」。這個層次為每個人提供了生命的火花並賦予肉體生命。最能讓人一窺第七層次的影像，是米開朗基羅為西斯汀教堂天花板所繪製的畫作，畫作中亞當的手伸向上帝的手。在亞當的手指和上帝的手指之間留有一些空隙、一個突觸，生命的火花跨越此處為肉體帶來生氣。第七層次也與太陽和光有關。

從第六到第一層次，生命能量漸趨稠密，形成了人類形式的各種面向。因此，每個層次都包含人類經驗的所有身、心、靈功能。舉例而言，在身體的層面上，每個層次都負責創造和維持一組特定的器官功能。

這六個層次也和特定的態度相對應。在仁神術裡，「態度」這個用語指的是一種特定的情緒反應，例如習慣性的恐懼或憤怒。態度缺乏彈性、毫不讓步的本質，是失調的主要根源。因此，當某種特定的態度占上風時，與它相關的層次便隨之失衡。這種失衡，當然可能對該層次所主宰的特定器官功能造成負面影響。

幸好，反之亦然：當我們平衡了某個特定層次時，我們也卸除了與它密切相關的態度，可以反過來矯正任何可能影響相關器官的失調。由於前六個層次都受我們手上的某個位置所管控，因此平衡

一個層次，就像跨接我們的一根手指或手掌一樣容易。

　　接下來，我們將進一步檢視其餘的六個層次。我們的討論主要會聚焦在每個器官和它特有的態度上。然而，由於層次也和組成天、地的元素有關，我們應該注意到的是，它們還有許多其他的相似之處。因此，前六個層次都與特定的顏色、行星、元素和季節有關。各個層次的圖表都完整說明了尚未在討論中被提及的各種關聯。

　　在參考這些圖表時，請記住，每個關聯都能告訴我們某個特定層次的需求。對特定的顏色極度反感或深受吸引、在一星期的某一天經常感到疲倦、對某種口味有強烈的偏好或厭惡，都是爲了讓我們注意到相關層次的失衡。例如，長期渴望甜食就與第一層次的失衡有關。

第六層次——掌心／全然的沮喪

這是人類最高等級的區別原則，也是人類意識處於最完整且不受限制的狀態之中。

　　第六層次是「非個人的」宇宙和我們「個人的」人類經驗之間的過渡（見表2.1）。因此，第六層次是我們個人生命能量的源頭。這個源頭滋養我們所有的器官，以及體內所有能量成形後的形式。第六層次支援橫膈膜和肚臍功能，並爲全身上下提供生命力。基於這個理由，第六層次往往被稱爲「全面性的調和者」，它能使我們的

身、心、靈彼此協調，又和宇宙協調一致。

第六層次
全面性的調和者

手指	掌心
態度	全然的沮喪
器官	橫膈膜、肚臍
功能	生命的源頭
顏色	純淨發光的紅寶石色
星期	星期一
最大的壓力	睡眠
元素	原始的火
行星	月亮
星座	射手、摩羯
季節	所有季節
音調	D
味覺	全部
氣味	全部
安全能量鎖	0 - 26

表 2.1

　　當這個全面性的調和者開始失衡時，結果便是全然的沮喪。在身體的層面上，失調可能會發生在橫膈膜和肚臍的器官功能。當第六層次平衡時，我們會感受到深刻的平靜並和宇宙合而為一，而相

關的器官也會處於和諧之中。

　　平衡第六層次的方法是跨接手掌心（見圖2.2）。記住，你想怎麼握都行。跨接第六層次最古老的方法之一就是雙手合十。古人知道它不只是象徵性的手勢而已，想和宇宙協調一致，它也是個實際可行又能動手體驗的好方法。

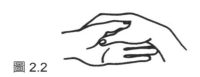

圖2.2

　　在第六層次，宇宙生命能量已經稠密到變成「藍圖」了，它能決定如何打造我們的表現形式，並從最外面、由第一層次所主宰的外表，發展到最內部、由第五層次所主宰的身體核心。現在我們將逐一檢視這些層次。

第一層次——拇指／憂慮

物質形式的供給者。

　　第一層次負責接受和處理食物（見表2.3），並使我們得以從外部和內部來源接受滋養。第一層次也協助我們消化這些養分，它們和我們所吃的食物、所想的念頭一樣多變。

第一層次
供給者

手指	拇指
態度	憂慮
器官	脾、胃
功能	皮膚表面
顏色	黃色
星期	星期六
最大的壓力	坐著
元素	土
行星	土星
星座	巨蟹、雙子
季節	夏季最炎熱的時候
音調	G
味覺	甜味
氣味	香氣
安全能量鎖	1 - 4

表 2.3

　　與第一層次相關的器官正好是脾、胃。這些器官直接表達出第一層次的功能。想當然耳，胃能幫助我們消化食物，脾則是身體的「太陽能」來源，並為所有其他的器官供應能量。第一層次也創造我們的表面皮膚，它能透過巨大、多孔的網絡來接受接觸到的養

分，也是我們從別人身上察覺觸摸和滋養的方式。

　　當第一層次協調一致時，我們對自己接納滋養的能力會富有安全感。與它相對的感覺是「憂慮」，它是與第一層次失衡相關的態度。

　　要平衡第一層次，請跨接任一拇指（見圖2.4）。

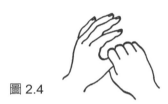

圖 2.4

　　　　在接受瑪麗的仁神術療程時，我感覺有一種奇特的發熱感從手臂跑到手上。我想知道那是什麼引起的。為了回答我的問題，瑪麗握住我的雙手，請我看看自己的拇指。她指出最上面的關節有多彎，然後告訴我，「這是愛操心的象徵。」瑪麗繼續替我跨接，幾分鐘後她叫我再看看拇指。這一次我目瞪口呆，它們居然變直了！（而且十二年後仍是如此。）

　　　　當晚回到飯店房間時，我發現自己滿腦子都是通常會讓我操心的事。但不知怎麼的，我想著它們時，竟然能成功地保持平靜和放鬆。

　　　　那次經驗後，我意識到讓拇指保持挺直的價值。當我發現自己過分擔心時（這不常發生），我就握著拇指。在讓我放鬆這方面，我依然對它們的效果感到驚奇。

第二層次——無名指／哀傷

節奏與和諧。

　　第二層次能為身體帶來活力和能量（見表2.5）。第二層次負責
調和生命的基本節奏，也就是我們的排放和吸收。當第二層次協調
一致時，我們比較有能力放手，並以平穩、從容的速度接收能量。
基於這個理由，第二層次也被稱為「生命的微小氣息」。

第二層次
生命的基本節奏

手指	無名指
態度	哀傷
器官	肺、大腸
功能	皮膚深層
顏色	白色
星期	星期五
最大的壓力	斜靠
元素	風（金）
行星	金星（天王星）
星座	牡羊、金牛
季節	秋季
音調	E

味覺	辛辣
氣味	肉味
安全能量鎖	5-15

表 2.5

　　毫不意外，第二層次負責策畫身體的呼吸系統，與它相關的器官是肺和大腸。這裡也是生命能量創造所謂「皮膚深層」組織的地方，這個組織的網路構成了皮膚的基礎，而且包覆身體的主要器官。

　　當「哀傷」令我們不知所措時，第二層次便會失衡。當然，會感到哀傷是因為我們天生的情緒節奏被打斷。當我們哀傷時，會感受到對放手的無能為力。我們像是被卡住，對某件自己無法擁有的事物緊握不放。平衡第二層次能協助我們在情緒和身體層面上（肺和大腸功能），釋放對老舊事物的執著，並樂於接受新的事物。

　　要平衡第二層次，請跨接無名指（見圖2.6）。

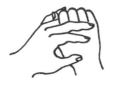

圖 2.6

我朋友有二十年的氣喘病史。我教她如何握著無名指來增強呼吸功能。她說握著之後她的呼吸更順暢了，而且決定從我這兒接受一些仁神術的療程。我把焦點集中在平衡第二層次上。經過三次療程，她說她覺得自己重獲新生，自從接受仁神術，她已經不需要任何藥物或噴劑了。她還說，她第一次覺得自己的肺部如此清爽。

第三層次──中指／憤怒

調和各種元素的關鍵。

　　和第六層次一樣，第三層次也是一名調和者。但第六層次掌管的是我們和宇宙之間的和諧，第三層次調節的則是身體內部的和諧（見表2.7）。第三層次負責讓身體所有的個別元素維持在正確的比例上。同樣地，第三層次也協調我們的各種情緒。當這種作用發酵時，我們便能以較慈悲的眼光去看待生命。

第三層次
所有元素的調和者

手指	中指
態度	憤怒
器官	肝、膽
功能	血液精華

顏色	綠色
星期	星期四
最大的壓力	閱讀
元素	生命的氣息（木）
行星	木星
星座	雙魚、水瓶
季節	春季
音調	C
味覺	酸味
氣味	酸臭
安全能量鎖	16-22

表 2.7

　　第三層次監督肝、膽功能，也是生命能量創造「血液精華」的地方。仁神術貼切地將血液視為一股協調的力量，因為它的任務是將各種養分配送到身體許多不同的地方。

　　與第三層次相關的態度是「憤怒」。仁神術將憤怒視為一股能讓靈肉分離的力量，因為它在體內創造出劇烈且破壞穩定的能量。當我們平衡第三層次時，慈悲的能力會增強，肝、膽功能也會恢復和諧。

　　要平衡第三層次，請跨接任一中指（見圖2.8）。

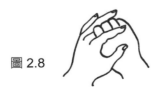

圖 2.8

　　我先生下班回家時顯得極度沮喪。因為每一件能出錯的事情那天全發生了。他對我傾訴了很多心煩的事。

　　他對仁神術並不陌生，所以我建議他在說話時握著中指。他乖乖照辦。幾分鐘後他的舉止就變了。他開始笑著對我說，「我現在沒辦法講這些事情，它們似乎不再困擾我了。」

第四層次——食指／恐懼

生命的液體。

　　第四層次代表「流」或運行的流動性（見表2.9）。它使我們有能力克服心理、情緒或身體停滯的負面衝擊。

第四層次
流

手指	食指
態度	恐懼
器官	腎、膀胱
功能	肌肉系統
顏色	藍色、黑色
星期	星期三
最大的壓力	站立

元素	水
行星	水星（海王星、冥王星）
星座	天蠍、天秤
季節	冬季
音調	F
味覺	鹹味
氣味	腐臭
安全能量鎖	23

表 2.9

　　由於流動性和運行對第四層次十分重要，由它來負責肌肉系統的創造算是恰到好處。第四層次也掌管那些調節身體水分運行的器官，也就是腎和膀胱。仁神術和其他幾種古代療癒藝術一樣，相信腎具有更大的功能，即貯藏並為全身配送生命能量。

　　當第四層次失衡時，帶來的態度是「恐懼」。仁神術將恐懼定義成似是而非的錯誤證據，是其他一切態度的源頭。此外，恐懼也是一股令人癱瘓的力量，它會防礙第四層次的自然運動法則，還具有減緩體液循環的效果。只要想到體液循環是由第四層次的器官——腎和膀胱所主宰，這也就不足為奇了。平衡第四層次能恢復循環的自由，並賦予我們免於恐懼的自由。

要平衡第四層次，請跨接任一食指（見圖2.10）。

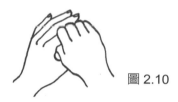

圖 2.10

> 　　即將展開的商務旅行讓我非常擔心，使我的左下背越來越痛，痛到我懷疑自己究竟能不能出差。我找了醫生整脊，但背還是很痛。最後，我在背痛到不行的情況下上了飛機。坐在飛機上時，瑪麗的話在我耳邊清晰、響亮地響起：「保持簡單，背痛時握著食指就好。」我握著食指，感覺恐懼漸漸消失，更令我驚訝的是，連背痛也消失了。出差一整週，我的背完全不痛，這讓我想起了仁神術的簡單易懂。

第五層次──小指／勉強、偽裝

處於知曉的狀態，而非只是思考。

　　第五層次是直覺知識的來源（見表2.11）。當第五層次平衡時，我們可以直接從宇宙接收靈感。漸趨稠密的生命能量，負責在此處創造我們的骨骼系統。受第五層次支援的器官功能是心和小腸。事實上，心為我們提供了探索第五層次本質的絕佳洞察力，因此當我們敞開心房時，我們會信任並樂於接受來自宇宙的靈感。

第五層次
憑直覺獲得的知識

手指	小指
態度	勉強、偽裝
器官	心、小腸
功能	骨骼
顏色	紅色
星期	星期二
最大的壓力	行走
元素	火
行星	火星
星座	獅子、處女
季節	夏季
音調	A
味覺	苦味
氣味	燒焦
安全能量鎖	24 - 26

表 2.11

　　與第五層次相關的態度是「偽裝」。仁神術將偽裝稱爲「勉強」（trying-to）。爲了防止第五層次失衡，仁神術建議我們避免以下的日常陷阱：

• 不要批判，或是被批判。在做出論斷時，我們自以爲了解全局，這顯

然是不可能的。同樣地,論斷往往假定一個人能避開自己身處的任何情況,而這也不切實際。一個人的行為舉止,代表的就是他在某個特定發展階段的覺察。

- 不要比較,或是競爭。一切比較皆是虛妄。每個人和情勢都獨一無二,因此無法與其他的人事物相比較。基本上,所有的比較和競爭形式都是建立在假象上。

- 不要貼標籤,或是被貼標籤。貼標籤就是加以限制。被別人貼標籤則有損我們的生命狀態。當我們用自己的判斷替一個情勢或狀況貼標籤時,我們信任和注意的反而是失調,而不是和諧。

- 不要問為什麼。所有的成熟和發展都是一個有機的過程,一種有條理的開展。當我們到了必須了解的時候,答案自然就會浮現。

　　第五層次的失衡,往往會以心或小腸功能失調的形式顯現在身體上。平衡第五層次能讓我們應付這些身體的失調,並以超越「勉強」的態度前進。

　　要平衡第五層次,請跨接小指(見圖2.12)。你不妨用讓自己最舒服的方式握著任一小指。

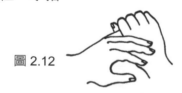

圖 2.12

　　一九八〇年代初期,有一位全科醫師十分擔心他從聽診器裡聽到的聲音,於是將我轉介給一位心臟科醫師。小時候我被診斷出有心臟雜音,這回又被診斷成主動脈瓣閉鎖不全。

　　從此以後,我每年都做一次心臟超音波檢查,而且不斷

證明心臟的體積越來越大。最初心臟科醫師告訴我，就統計而言，我這輩子有可能會在某個時間點進行瓣膜置換術。但根據一九九四年秋天的心臟回波顯示和心導管檢查，我的病情預測已經從置換手術「是否」會發生，變成了「何時」會發生。

一九九四年十二月我開始接觸仁神術。從那時起，我每隔一、兩週就接受一次仁神術療程。我也很盡責地每天練習「自助」步驟，每一個自助療程都做滿五分鐘，還針對心臟功能特別握了小指。

一九九五年秋天我做了心臟超音波檢查，結果顯示心臟的體積縮小到整整三年前的測量結果。這是我從十三年前展開一年一度的心臟超音波檢查以來，首次發現心臟尺寸縮小。

心臟科醫師宣稱，他無法解釋這些結果。但是我可以。

正如我們剛才所看到的，握著一根手指的簡單動作，可以是一種效果強大的工具，它能協調器官功能，並抵銷各種態度的負面影響。用它來搭配第一章結尾的呼吸練習，能大幅增強我們的能力，就連最根深蒂固的冥頑態度也能因此而卸下。請記住，要釋放各種態度並恢復身、心、靈的和諧，沒有比呼吸更基本的了。

要將生命能量導入某種特定的流動模式，呼吸同樣不可或缺。藉由每一次吐氣，能量會從身體的正面往下運行。藉由隨之而來的每一次吸氣，能量則是從背面往上運行。下一章我們會看到，這種特定的運行模式，是身體所有能量流中最自然原始的一種。當我們放鬆、吐氣和接受氣息時，就是在讓這條最重要的能量通道免於堵塞。

Chapter 3
三一能量流

　　前兩章介紹了簡單的呼吸和跨接練習，它們在獲得和維持和諧方面是一生受用的強大工具。所有的身、心、靈功能都能經由呼吸和手指來加以調節。事實上，村井次郎的研究顯示，我們的每一根手指都能影響體內的一萬四千四百種功能。

　　在某種意義上，要處理可能在體內發生的種種失調，我們並不需要知道太多。儘管仁神術包含許多我們還沒學到的其他概念和練習，卻不需要讓我們「做更多」。但擴大對仁神術的認識，能相對增加我們對自己的認識，對失調的來源也會發展出更細緻的理解。此外，仁神術有些特別的練習對特定的個人需求格外有益。由於許多操作步驟會直接影響身體的能量流，因此我們現在必須停下來探索這個非常重要的概念。

什麼是能量流？

　　村井次郎在研究的過程中證實，身體被能量路徑或流動模式所貫穿。這些流能統整所有看似不相干的身體部位。

　　為了更了解這個概念，請將能量想像成水。大氣中的水，通常

以水氣的形式四散各處。水氣凝結時，會變成雨滴落向地面。正如我們所看到的，這就像能量穿過各個層次而漸趨稠密一樣。

　　當雨水降至地面時，會從丘陵和山脈流向溪谷，再由溪谷導入河流。這些河流當中最巨大、最雄偉的被稱作古河，它們已經在相同的水道上流動了數千年之久。最後，這些古河會形成各種支流分散出去。

　　這些河流並非無止盡且漫無目的地流動，當它們輕易又豐沛地運行時，會將生命所需的水和養分，運送至河底及周圍的河岸，並使鄰近的區域肥沃起來。相對的，當它們的流動過於受限或騷亂不安時，就無法以同樣的方式滋養周邊環境。

　　身體的能量流也是以同樣的方式運作。當能量輕易又豐沛地循環時，我們的身、心、靈都會受到滋養。可是當能量變得堵塞、受限或停滯時，造成的後果便是失調。

　　仁神術有三條主要的協調能量流，統稱為三一能量流（the Trinity）。這三條能量流分別是：正中能量流和左、右監督者能量流。三一能量流就像身體的古河，其中最重要的是正中能量流。

正中能量流——生命之源

以橢圓運轉且含括一切，天地萬物的無根之根。

　　前一節，我們將正中能量流與雄偉的古河相比。正中央就像一根靈敏又強大的天線，讓我們直接連上宇宙的能量之源。我們不妨

回想一下，這個連結發生在第六層次，是宇宙生命能量開始形成個人生命能量之源的地方。生命能量從這個源頭流進一個橢圓形的巡迴路線，從臉部、頸部和胸骨下降，行經腹部和恥骨，再上升到脊椎，接著往前越過頭部，然後再次下降。

就如同第六層次是全面性的調和者，正中央則是身體最主要的協調能量流。它能維繫我們與造物主的連結，進而使我們有節奏地與生命之源協調一致。

與初始源頭直接連結的正中能量流，是身體主要的能量來源。它能使我們恢復精力，讓身體所有的能量流恢復元氣。每當身體的一側或另一側能量失衡時，正中央都能加以協調，並將它們全部帶回平衡的狀態。

在第二章的結尾，我們理解到如何透過調節自己的呼吸來引導正中能量流。現在讓我們花點時間再次專注在呼吸上。當你吐氣時，請想像能量從身體的正面往下運行。現在吸氣，想像它穿過背部的中央往上運行。持續想像一段時間。想像當你呼吸時，能量在一條持續不斷的軌道上運行。當然，你在呼吸時能量確實是以這種方式運行，你所想像的就是正中能量流的路徑。

正中央路徑揭露了兩個仁神術的重要概念，分別是下降和上升能量功能。

下降能量從身體的正面往下運行，能協助釋放發生在腰線以上的停滯。因此，讓下降能量保持流動，有助於避免頭痛或呼吸困難。

相反地，從身體背面往上運行的上升能量，則負責清除腰線以下的緊張。腫脹的腳踝、僵硬的髖部和拇囊尖腫，只是上升能量表達需求的一些例子而已。

改善計畫一：協調生命之源

　　有時正中能量流沿線的某個位置會堵塞或卡住。當這種情形發生時，你可以透過跨接路徑沿線的各個關鍵區域，輕易地移除這些障礙。以下這個簡單的操作步驟，呈現了如何移除堵塞物，並使這條最重要的能量之「河」保持暢通的方法。

　　這些操作步驟被稱為改善計畫（project），因為它們是人生難題的創意解決方案。難題是受到限制的，計畫則沒有限制，而且可以很有趣。下面的改善計畫能協調身體最重要的能量流──正中能量流，使你和宇宙有節奏地協調一致。

　　請記住：在對自己或他人運用這套操作步驟時，不必擔心技巧。只要把手放在每個部位幾分鐘即可，或是直到你能感覺到一股有節奏的脈動為止（見圖3.1）。

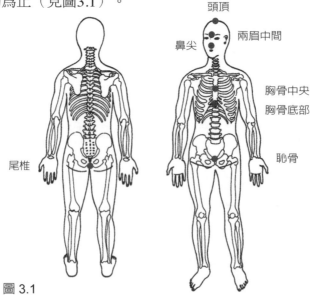

圖 3.1

1. 開始時，請先將你的右手掌或手指擱在**頭頂**。在接下來的練習中，請全程把右手留在頭頂（直到步驟7時，將右手移往脊柱底部為止）。

2. 將左手的一根或多根手指擱在**眉間**。這會使深層的身體能量循環（身體內在深處的能量）恢復活力，改善記憶，並消除心理壓力甚至是衰老的狀態。

3. 將左手擱在**鼻尖**。這會使生殖功能和表層的身體能量循環恢復活力。

4. 將左手的指尖放在**胸骨**上。這會使肺、呼吸、骨盆帶和髖部恢復活力。（小提醒：右手仍然留在頭頂。）

5. 將左手的指尖放在**胸骨底部**，也就是太陽神經叢的正上方。這會使下降與上升的生命能量之源恢復活力。

6. 將左手放在**恥骨**上。這會使下降的生命能量之源恢復活力並強化脊椎。

7. 將左手留在恥骨上。右手從頭頂移開，改放到脊柱底部、位於**尾椎**的區域（用手掌或手背皆可，看你覺得哪樣舒服）。最後這個動作會使上升的生命能量之源恢復活力，並促進腿部和雙腳的循環。

　　我先生是醫生，過去多年來他接受過整脊治療和各種按摩，但背部問題還是一再復發。去年夏天，他的下背部終於徹底爆發，出了毛病。他的第四節腰椎間盤突出。有好幾個星期，他活在強烈的痛苦和恐懼之中：他擔心難以忍受的疼痛，也害怕自己必須動手術。當我有空時，偶爾會花幾個星期為他治療，而他也體驗到一些緩解。可是他在疼痛不堪的情況下，

還是擔驚受怕又舉步維艱。絕望之餘，我們趁著週末長假把孩子送走，我決心在這段期間內一天為他治療兩次。在密集地為他治療時，我用的是正中能量流，因為它行經身體的中央，能為脊椎和全身賦予能量。運用這個能量流，我們可以強化脊椎、使它變直，還能釋放椎間盤的壓力。那個週末是他的轉捩點。後來他覺得自己總算撥雲見日了，而且確實走在徹底康復的道路上。

監督者能量流

身體的明亮智慧。

　　正中能量流和左、右監督者能量流，共同組成了三一能量流。這兩條監督者能量流都是應運正中能量流而生。正中能量在脊柱底部一分為二，分別流向兩腿內側。這些分支在膝蓋內側形成了監督者能量流。正如名稱所暗示的，這些能量流會「監督」位於該側的所有身體功能。

　　左、右監督者能量流彼此互為鏡像，就像立在身體兩側的兩個能量橢圓。左監督者能量流往下流動，並從身體左側的中央往上流動；右監督者能量也是遵循類似的路徑，沿著身體右側的中央運行。

　　每次監督者能量流從膝蓋展開新的巡迴時，能量就會運行得更深入一些。透過這種方式，能量被監督者能量流配送至身體五個層

次的各個地方。

　　下面的改善計畫能讓你平衡左側或右側的監督者能量流。這在
釐清思緒、順暢呼吸、幫助消化和減輕背痛方面
特別有效。

改善計畫二：監督者能量流

　　由於左、右監督者能量流會各自監管位於該
側的所有身體功能，因此當其中一側感覺特別緊
繃時，不妨施以適合的監督者能量流。

針對**左側下降能量**的需求（見圖3.2）：

1.將你的右手放在左肩上。

2.用你的左手按住左側臀部。

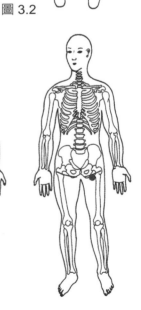

圖 3.2

針對**左側上升能量**的需求（見
圖3.3）：

1.將你的右手放在左肩上。

2.用你的左手放在左腹股溝。

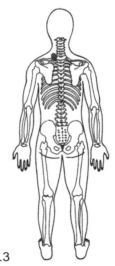

圖 3.3

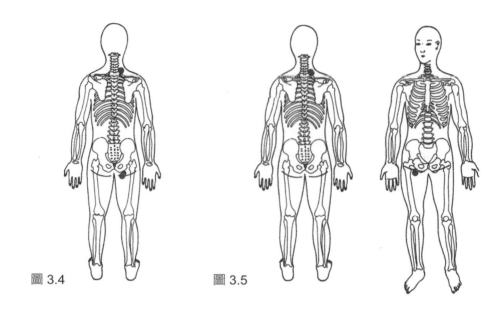

圖 3.4　　　　　圖 3.5

針對**右側下降能量**的需求（見圖3.4）：

1.將你的左手放在右肩上。

2.用你的右手放在右側臀部。

針對**右側上升能量**的需求（見圖3.5）：

1.將你的左手放在右肩上。

2.用你的右手放在右腹股溝。

　　我從三歲就和雪倫認識，我們的生日剛好相差兩個月。我們一起長大，一起玩耍，我媽因此注意到我們的發育狀況不太一樣，並發現到雪倫有脊椎側彎。

　　穿了五年從下巴到薦骨的矯正器之後，雪倫在十四歲時動了手術，她的脊椎被植入一根金屬桿。一九九三年，我去西雅

圖探望雪倫。我們已經有八年沒見了，有很多近況要分享。看到她一瘸一拐的，我很震驚；我從不記得她跛腳。到了她家，我要求她站起來讓我摸一下脊椎。我發現她的脊椎比原本該在的位置左偏了兩三公分。

　　我提醒她這一點，然後告訴她，我知道有個東西可以幫助她矯正脊椎的位置，那就是仁神術。我先用右監督者能量流，再用左監督者能量流。雪倫再次起身，但這次她站得更挺，她的脊椎似乎也變直了，而且不再跛腳。雪倫也注意到她的身體感覺更放鬆，可以坐上更久，不必因為僵硬而每半小時就起身一次。

對角線協調者能量流

身體活動的法則。

　　儘管三一能量流不包含左、右對角線協調者能量流，但它們和三一能量流的重要關係不容忽視。左、右對角線協調者能量流從各自的肩膀開始，從背面到正面，從一邊到另一邊，從上到下橫越身體兩側，最後在另一側的膝蓋結束。它們能使左、右監督者能量流彼此協調，並和正中能量流協調一致。

　　協調者能確保體內所有的能量流都與正中央交會，如此它們才能從源頭持續接收令人恢復元氣的生命能量。再者，當身體的一側太過緊繃以至於影響到另一側時，也可以運用協調者能量流來保持兩側的平衡。基於這些功能，使協調者能量流處於和諧狀態是極其重要的。

改善計畫三：調和協調者能量流

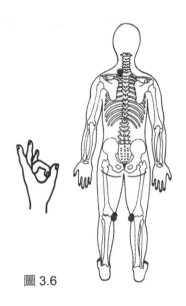

圖 3.6

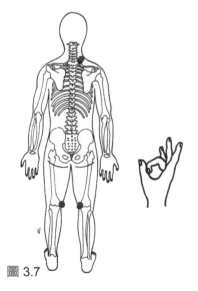

圖 3.7

　　以下這組動態的操作步驟能調和協調者能量流，並減輕疲勞、緊張和壓力。如果身體的一側似乎特別緊繃，那麼無論用下列哪一個操作步驟都是適當的，而且一天當中的任何時候都適用。

針對**左側能量**的需求（見圖3.6）：

1. 將你的左拇指壓在左無名指的指甲上。讓拇指的指肉和無名指的指甲形成一個圈。（這有助於清理胸部。）

2. 將你的右手放在左肩上。（這能使上升的能量恢復活力。）

3. 將膝蓋靠攏，讓它們的內側碰在一起。雙腳可以分開或靠攏，看你覺得怎樣比較舒服。（這能使下降的能量恢復活力。）

針對**右側能量**的需求（見圖3.7）：

1. 將你的右拇指壓在右無名指的指甲上。讓拇指的指肉和無名指的指甲形成一個圈。

（這有助於清理胸部。）

2. 將你的左手放在右肩上。（這能使

上升的能量恢復活力。）

3. 將膝蓋靠攏，讓它們的內側碰在一起。雙腳可以分開或靠攏，看你覺得怎樣比較舒服。（這能使下降的能量恢復活力。）

　　注意：這個改善計畫也能用來協調監督者能量流。

> 　　一些流感症狀在我身上出現──身體疼痛、發燒、打冷顫。我決定用協調者自助「施作捷徑」，看看能不能防微杜漸。我知道協調者對清除肩膀的緊繃很有效，而肩膀緊繃正是流感和感冒的潛在成因之一。
>
> 　　我的左肩非常緊，所以我持續按了將近一小時。當緊繃終於消除時，我的燒也退了。我可以安穩地睡上一整晚。隔天早上醒來時，我的流感症狀消失無蹤而且沒有復發。

　　為了強調三一能量流的重要性，讓我們再次將它們想像成河流吧！正中能量流是最巨大、最重要的一條，因為它來自初始源頭的供應。左、右監督者能量流則是它的兩大分支，負責將水／能量從主要河道轉往周邊區域。因此，當我們讓正中央保持暢通時，它的兩大分支就能接受充足的能量，進而隨心所欲地流動。

　　當這兩大分支豐沛地流動時，自然也會循其軌跡豐富並滋養其他多項重要的功能。監督者能量流是二十六個安全能量鎖的所在地。這些將在後續幾章中詳細檢視的安全能量鎖，可以發揮類似小水壩的功能。當其中一條能量之河開始堵塞時，過多的能量就會形成小水塘。運用這二十六個安全能量鎖，能讓我們清除這些障礙，並將積聚的能量送回遍及全身的整體能量流。

Chapter 4

安全能量鎖（SEL）：1～15

數字的內涵，遠勝於它的多寡。

　　正如我們所看到的，我們的健康與和諧，取決於遍及全身的生命能量通道是否連貫而暢通。至目前為止，我們探討了這股能量在體內展現本質的各個階段（層次），以及它在體內運行的主要通道（三一能量流）。這些概念定義了仁神術的基礎。因此，增加與之相關的認識，對維持我們的整體平衡和福祉極為重要。

　　有時過多的能量會卡在體內的特定區域，這時我們可以輕易地運用二十六個被稱為安全能量鎖的位置來釋放能量。安全能量鎖又名「王國之鑰」，因為它們能「開啟」身、心、靈內的生命能量之流。當安全能量鎖開啟時，能量會順暢地流遍全身。然而，當我們因為日常工作，在自己心理、情緒或身體方面造成傷害時，身體的「剎車」或安全能量鎖系統便會啟動。因此，安全能量鎖是一種預警系統，能讓我們知道系統的某些部分是否超載。留意這個友善的警告，就可以立刻幫助自己，並預防可能的不適或災難。藉由對安全能量鎖更加熟悉，我們還能徹底根除失衡的因素。要恢復和諧，就只是用雙手開啟特定的安全能量鎖而已。

　　這二十六個安全能量鎖（以下簡稱SEL）成雙成對地排在身邊兩側，因此左側有二十六個，右側也有二十六個。每一組都與另一組互為鏡像（見圖4.1）。當然，這種排列方式大致與前一章討論

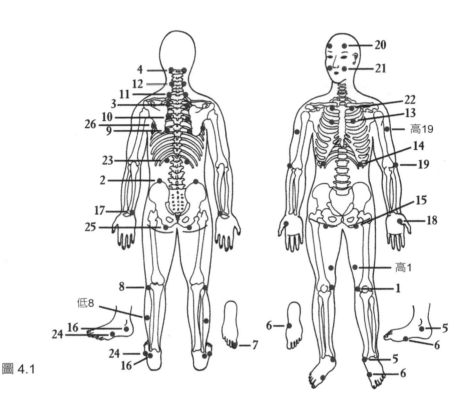

圖 4.1

過的左、右監督者能量流的位置相對應。並不令人意外的是，這
二十六個SEL全都位在監督者能量流內。

　　在探索監督者能量流時，我們注意到，它們的功能之一是將
能量送往身體的五個層次。由於所有的SEL都位在監督者能量流沿
線，因此我們可以了解，每個層次也都有它自己特定的SEL組合。

　　當你對層次和SEL之間的關係提高覺察時，在恢復自己的整體
意識，以及重新認識自己各個部位的相互關係方面，都將往前更進
一步。熟悉這些不同的關係，能讓你用更多樣化的因應方式，來處
理可能源自體內的任何失調。

　　如同我們所看到的，前五個層次各自負責一組涵蓋身、心、靈面向的特定功能。我們已經知道如何用雙手平衡各個層次，現在要進一步了解的是，開啓特定的SEL，也能協助相關的層次保持平衡，因爲二十六個SEL各自會幫助一個特定的層次。反過來說，當我們協調一個特定的層次時，就是在強化與該層次有關的SEL。我將層次和SEL之間的關連概述如下：

- 第一層次與SEL1～4有關。
- 第二層次與SEL5～15有關。
- 第三層次與SEL16～22有關。
- 第四層次與SEL23有關。
- 第五層次與SEL24～26有關。
- 第六層次被認爲包含全部，也就是所有身、心、靈的調和者。

　　在接下來的討論中，我們會在相關層次的脈絡下檢視二十六個SEL。這一章要看的是，包含在第一和第二層次內的SEL1到15。

　　在這段概述中，我們會聚焦在各個SEL的位置和普世意義上。此外，我們也會學習當特定的SEL被「鎖上」時，可能引發的特定失調及一些容易上手的因應練習。要跨接SEL，同樣運用一貫的指導方針，舒服地按上幾分鐘，或是直到能感覺到一股脈動爲止。不必過於擔心準確性，每個SEL都有約七、八公分左右的有效半徑環繞。隨著覺察的逐漸增加，假以時日你也能學會「正中要害」，但這並不是必要技巧。爲了方便起見，下面的索引能幫你找出特定的SEL，以便用來處理特定的需求。

安全能量鎖（SEL）索引

協助改善	使用的 SEL：	協助改善	使用的 SEL：
腹部	1、15、23	發燒	3
腳踝	9、15、17	足部	9、15
胃口	13	頭部	1、7、16、18
手臂	9、11、12	心臟	10、15、17
背部	2、6、9、19	髖部	6、9、11、14
腹脹	1、15、17	失眠	4、18
腦部	23	膝蓋	10、15
乳房	17、19	腿部	2、9、11、15
呼吸	1、2、3	思緒清晰	7、20、21、25
胸部	6、9、10、13	肌肉	8、16
循環	10、23	頸部	11、12、13、16
感冒	3	神經系統	17
痙攣	7	骨盆	3、8
消化	2、5、7、19	生殖	8、13、16、17
頭暈	21	顫抖	24、26
耳朵	5、20	肩膀	10、11、13
排泄	8、16	喉嚨	3、4、10
情緒平衡	12、22、23、24	甲狀腺	14
平衡	6、20	體重	21
眼睛	4、20	手腕	9、11

在閱讀以下的SEL概述時，請參照圖4.1去查找它們的位置。跨接自己的時候，可能會發現有些SEL位在背部等難以觸及的地方。為了能夠自助，村井次郎發現全身上下都有能輕易觸及的相應區域。因此，任何人都能輕易打開自己所有的SEL。

透過類似的方式，你會注意到以下有許多練習必須同時跨接兩個不同的SEL。額外的SEL擔任的是某種「出口」，有助於輸送從被「鎖上」的SEL中所疏解的能量。

第一層次的 SEL：1～4

SEL 1：主要的推進者

SEL1位於膝蓋內側、大腿和脛骨相連的凸出處（見圖4.2）。SEL1能將下降的能量（從身體正面往下運行）和上升的能量（從身體背面往上流動）合而為一，使我們從頭到腳都處於和諧的狀態之中。SEL1被認為是「主要的推進者，能連結極高和極深之處」。

開啟SEL1，有助於緩解所有形式的腹痛（腹脹、不適）和頭痛。它還能促進更深沉、更自在的呼吸。

你可以用雙手──拇指、手指、手掌或手背──去跨接自己或他人。花幾分鐘

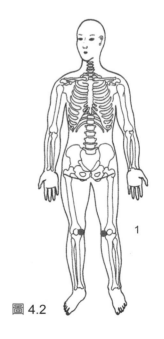

圖4.2

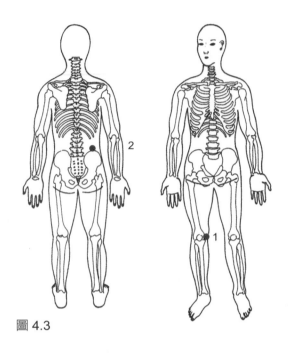

圖 4.3

按著左、右兩膝的中間或內側，你將感覺到不舒服漸漸消失。

你也可以透過同時跨接ＳＥＬ２來幫助ＳＥＬ１：

1.將你的左手放在位於右膝的ＳＥＬ１，並將你的右手放在位於右側髖部的ＳＥＬ２（見圖4.3）。

2.將你的右手放在位於左膝的ＳＥＬ１，並將你的左手放在位於左側髖部的ＳＥＬ２。

　　我當時暫住在凱魯瓦灣旁的漂亮住家裡，每天都興致勃勃地下海游泳。有一次我走到海邊時，由於前一晚剛下過大雨，我發現海水看起來不太一樣。海水顯得陰暗，不是以往常見的清澈土耳其藍。但身為一名貪心的泳客，我還是獨自朝海中走去。

　　我游了差不多十五碼時，感覺有一道刺骨的電流貫穿身體。我開始發麻，而且驚慌失措，後來不知道用了什麼方法才回到岸邊。原來我被一隻僧帽水母纏住了，它長長的觸手蓋住了我的臉、脖子、胸部、腰和大腿。我開始用沙粒磨擦皮膚，好去除讓人刺痛的凝膠狀物質，隨後我的心跳開始加速，快

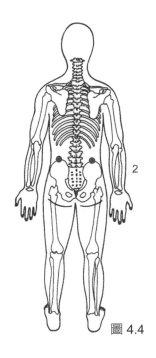

到讓我喘不過氣來，就連身體也開始控制不住地發抖。我心想，「喔，老天，我要死了！」於是我躺在沙灘上交叉雙手，死命地按住我的「1」（位於膝蓋內側）。

　　我唯一記得的就是瑪麗對「1」的描述，它是主要的推進者，而我認為自己必須盡快讓這種感覺離開身體。我持續按了二十分鐘左右。最後，我覺得身體平靜下來，而且可以走路回家了。我的朋友在門口見到了我，以及身上布滿的鞭痕，他們準備好打算帶我去醫院。可是我反而躺在床上做起仁神術的自助療法，而且隔天就感覺好多了。

圖 4.4

SEL2：智慧

　　SEL2位於下背部的髖骨頂端，身體的左、右兩側各一（見圖4.4）。SEL2與所有生物的生命力和智慧息息相關。當SEL2開啟時，我們就能與初始智慧和人生於世的目的重新連結。

　　SEL2可以用來緩解任何形式的背部不適。它能平衡消化和呼吸，也能減輕腿部的緊張和壓力。

　　跨接時，請直接把雙手放在左、右兩側的SEL2上，就位在背部的骨盆骨頂端，或者可以像下面這樣同時跨接SEL2和3：

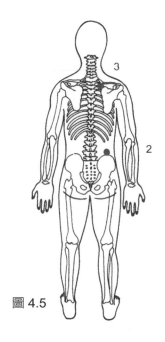

圖 4.5

1. 將你的左手放在位於右肩的SEL3，並將你的右手放在位於右側髖部的SEL2（見圖4.5）。
2. 將你的右手放在位於左肩的SEL3，並將你的左手放在位於左側髖部的SEL2。

SEL3：門

SEL3位於上背部，在肩胛骨內側上方的角落，脊椎的左、右兩側各一（見圖4.6）。SEL3的功能像一扇門，往外開可以卸除緊張，往內開則能接收淨化過的能量。

跨接SEL3可以幫助呼吸與治療發燒、感冒、喉嚨痛，並釋放天然的抗生素來協助身體的免疫系統。當骨盆帶承受壓力和緊張時，跨接這個SEL也是一個好方法。只要將你的右手放在左肩SEL3，並將左手放在右肩SEL3，你就能感覺到緊張迅速地消散。

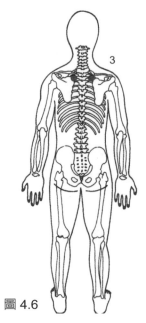

圖 4.6

你也可以用以下簡單的操作步驟來同時跨接SEL3和SEL15：

1. 將你的左手放在位於右肩的SEL3，並將你的右手放在位於右腹股溝的SEL15（見圖4.7）。

2. 反之，將你的右手放在位於左肩的SEL3，並將你的左手放在位於左腹股溝的SEL15。

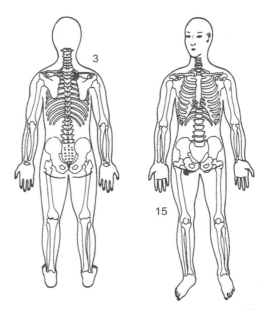

圖4.7

在從鹽湖城飛往南達科塔的班機上，我附近坐了一位年輕媽媽和一名六個月大的嬰兒。這位媽媽看起來坐立難安，因為她的小寶貝燒到四十度半，吃了兩次阿斯匹靈還是無法退燒。

這位媽媽最後變得十分沮喪，因此駕駛員決定在懷俄明州安排一次緊急降落。這段期間，一名空服員問機上有沒有人能幫上忙。我走向那個小孩，然後跨接她的「3」。我記得「3」是天然的抗生素，而且對退燒相當有效。大約二十分鐘後，飛機在懷俄明降落。班機才落地，這位媽媽就立刻為小寶貝量體溫，看到它已經降到三十八點九度，她總算如釋重負。

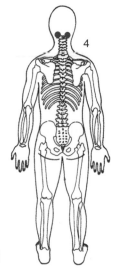

圖4.8

SEL4：窗

　　SEL4位於顱骨底部的枕骨脊，左、右兩側各一（見圖4.8）。它被稱為引領知識之光和生命氣息進入的「窗戶」。

　　SEL4能協調眼睛和喉嚨的不適。當你或朋友飽受失眠、眼睛虛弱或疲勞、喉嚨痛或乾啞之苦時，不妨跨接SEL4。

　　要跨接SEL4，只要用你的雙手按著該處幾分鐘即可，也可以一邊按著位於頰骨的SEL21，一邊進行跨接：

　　1.將你的左手放在位於右側顱骨底部的SEL4，並將你的右手放在位於左側頰骨的SEL21（見圖4.9）。

　　2.將你的右手放在位於左側顱骨底部的SEL4，並將你的左手放在位於右側頰骨的SEL21。

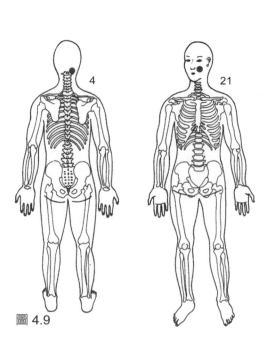

圖4.9

　　我在為一名年輕女子做跨接時，注意到她的瞳孔極度擴大。她說她有遺傳性的眼部疾病，這種會逐漸惡化的問題，讓她只剩下周邊視力和很微弱的中心視力。「可是我束手無策。」她說。我一言不發，只是開始按住她的「4」，然後請她自己也按著。幾個星期後我又見到她。「我有事情要告訴妳！我擔心會是曇花一現，不過我開始看得見了，而且每天都看見更多東西。」她告訴我她注意到以前從未見過的東西，比方說建築物，而且男友還必須「拉」著她走遍城裡，因為她會站定並緊盯所有新奇的事物，就像愛麗絲夢遊仙境一樣。「謝謝妳和我分享仁神術！」

第二層次的SEL：5～15

SEL5：再生

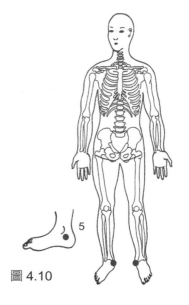

　　SEL5位於腳踝內側，在踝骨和腳跟之間，能恢復我們送舊迎新的能力（見圖4.10）。也因為這項功能，它與再生和重生有關。當SEL5開啟時，我們會覺得從過去所有的束縛中被釋放。由於恐懼堪稱是最強大的束縛，每當我們感到恐懼時，往往會跨接SEL5。

　　SEL5對幫助消化和聽力障礙也很有效。

圖4.10

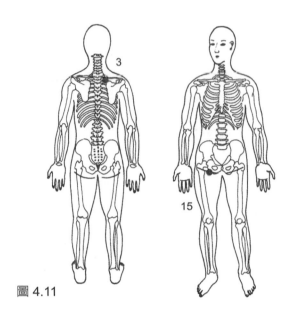

圖 4.11

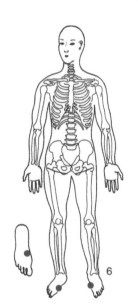

圖 4.12

要跨接SEL5，請把手放在兩個腳踝內側，如果覺得這個姿勢不太舒服，不妨將雙手放在位於腹股溝的安SEL15。同時開啓SEL15和SEL3的話，也可以開啓SEL5：

1. 將你的右手放在位於右腹股溝的SEL15，並將你的左手放位於右肩的SEL3（見圖4.11）。

2. 保持這個姿勢幾分鐘，然後將你的左手放在位於左腹股溝的SEL15，並將你的右手放在位於左肩的SEL3。

SEL6：平衡和辨識

SEL6與平衡和辨識有關。它位於兩腳足弓，在大腳趾的腳底側和腳跟末端中間（見圖4.12）。足弓是讓我們在世間保持姿勢平衡的結構。一如它在身體上的表現，SEL6能使我們

在平衡宇宙的靈感時，
感覺更為真實明確。

　　SEL6能緩解胸悶的
情況，還可以放鬆髖部
和背部的緊張。SEL6也
能幫助我們獲得平衡。

　　要跨接SEL6，請
把手放在兩腳足弓的安
全能量鎖。和SEL5一
樣，我們也可以透過跨
接SEL 15和SEL3來開啓
SEL6，使用與SEL5完全
相同的操作步驟在這裡也
同樣有效。

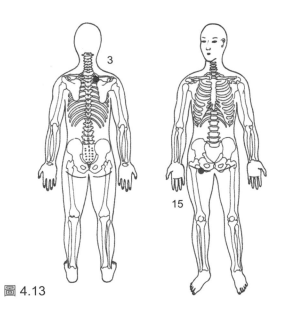

圖4.13

1.將的右手放在位於右腹股溝的SEL15，並將你的左手放位於右肩的
　SEL3（見圖4.13）。
2.保持這個姿勢幾分鐘，然後將你的左手放在位於左腹股溝的
　SEL15，並將你的右手放在位於左肩的SEL3。

SEL7：勝利

　　SEL7位於大腳趾底部（見圖4.14）。傳統上，SEL7與發展有
關，包括靈性循環的完成，也就是勝利。

　　由於SEL7位在身體最底部，與最頂端相呼應。因此，它是一個
有助於清理心靈和頭腦的安全能量鎖。SEL7還能緩解頭痛和抽搐，

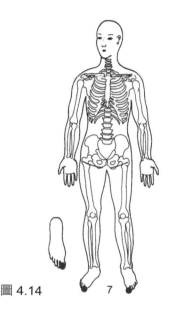

圖 4.14　　7

對促進消化也很有幫助。

　　要跨接SEL7，請握著插圖所指的大腳趾位置。如果這個動作不太方便，我們也可以透過跨接位於腹股溝的SEL15和髖部的SEL2來開啟SEL7：

1.將你的左手放在位於左腹股溝的SEL15，並將你的右手放在位於右側髖部的SEL2，用手掌或手背皆可（見圖4.15）。

2.將你的右手放在位於右腹股溝的SEL15，並將你的左手放在位於左側髖部的SEL2。

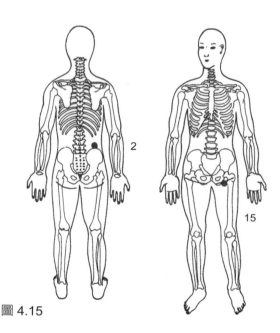

圖 4.15

我的重度癲癇已經有十八年的病史，導致非常嚴重的抽搐，而且大多在睡覺的時候發作。我會在開始抽搐前幾秒醒過來。我在仁神術的課堂上學到，把手放在「7」能清除造成發作的能量堵塞。

有天清晨，在過了壓力極大的一週之後，我因為感覺到發作的前兆而驚醒。我很快地抓住大腳趾，然後死命地握著它們。當身體開始抽搐時，我把大腳趾握到指關節發白，這樣抽搐的力道才不會把我的手指拉開。令我驚訝的是，這次的震顫還沒達到過去慣有的力道就迅速減輕了，而且沒有一如既往地讓我失去意識。

我在床上躺了一段時間，並持續握著我的大腳趾，直到我覺得有信心能坐起來喝杯茶為止。這次的經驗讓我心花怒放。這是我多年來頭一次覺得可以控制自己的身體。我對仁神術這麼快速、簡單就能發揮作用感到震驚。

SEL8：節奏、力量和平靜

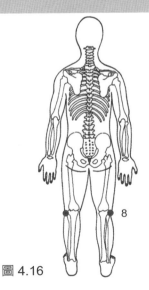

SEL8位於膝蓋背面外側（見圖4.16）。當SEL8開啟時，我們會體驗並更加感覺到與宇宙的節奏、力量和平靜協調一致。

SEL8能幫助排泄和生殖功能，對減輕肌肉緊繃及直腸和骨盆帶的改善計畫也很有效。

圖4.16

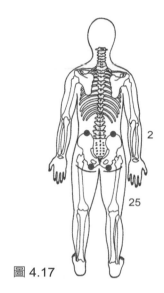

圖 4.17

要跨接SEL8，請坐在舒適的椅子上，或是躺下來讓膝蓋接近胸部。如果這些姿勢不舒服，我們也可以透過跨接位於坐骨的SEL25或位於髖部的SEL2，來開啟SEL8。

1. 將你的左手放在位於左側臀部的SEL25，並將你的右手放在位於右側臀部的SEL25（見圖4.17）。

2. 將你的左手放在位於左側髖部的SEL2，並將你的右手放在位於右側髖骨的SEL2。

SEL9：一個循環的結束，另一個循環的開始

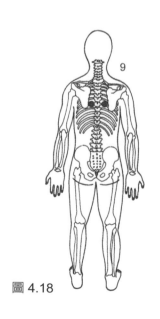

圖 4.18

SEL9位於背部中段，在肩胛骨底部和脊柱之間（見圖4.18）。每當某人難以重新開始時，不妨跨接SEL9。安全能量鎖9能激勵我們對生活進行除舊布新。

SEL9也連結身體的上半部和下半部。因此，SEL9能協調並恢復四肢的活力。每當出現胸悶、手臂和背部的改善計畫、腳踝扭傷或髖部不適時，不妨跨接SEL9。

由於很少有人能觸及SEL9，因此我們可以用位於手肘皺摺處、與拇指同側的SEL19替代。只要開啟SEL19，你也能自動

開啟SEL9。

1. 要清理SEL9，請跨接並把手放在位於雙臂手肘皺摺處、與拇指同側的SEL19（見圖4.19）。

2. 如果同時跨接兩邊手肘讓你不舒服，不妨先跨接右手肘，然後再換成左手肘。

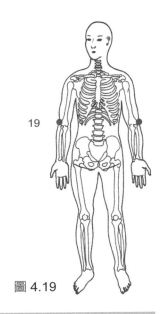

19

圖 4.19

一九七九年我去上了瑪麗・柏邁斯特的第一堂課，之後我很熱血地徵求了幾個朋友充當練習對象。其中一人是四十出頭的健康男性，我認識他十二年了。他常常告訴我，他的事業穩定，收入也豐厚，但毫無成就感。他害怕去上班，偏偏這份工作太過舒適，因此無法做出自己渴望的改變。

當時他來找我是爲了擺脫手臂的不適。「9」對手臂有幫助，而且也代表一個循環的尾聲和另一個循環的開始。這兩者似乎都適用於他的情況，因此我決定專心清理他的「9」。

在兩週內接受了六次治療後，有天上午他來我家報告新消息。前一天他在上班時，不由自主地跟雇主提了辭職的事。這個決定受到老闆的全心祝福，他早就認爲我朋友不知怎麼地入錯了行。

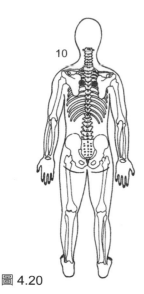

圖 4.20

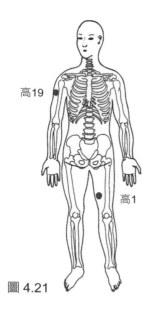

圖 4.21

SEL10：豐足的糧倉

SEL10位於上背部，在肩胛骨和脊柱之間，與肩胛骨的中間成一直線（見圖4.20）。SEL10被視爲「豐足的糧倉」，因爲它在開啓時會迸發出無限的生命能量。

鬆開SEL10能協調心臟、循環、喉嚨、聲音、肩膀和膝蓋。和SEL9一樣，SEL10也能協調胸部區塊。它們對平衡血壓特別有效。

和SEL9一樣，SEL10可能很難觸及。所以不必直接按著它們，只要花幾分鐘用右手握著左上臂（即SEL高19），用左手握著右上臂即可。或者不妨像下面這樣跨接上臂和另一側的大腿（SEL高1）：

1. 將你的左手放在位於右上臂的SEL高19，並將你的右手放在位於左大腿內側的SEL高1（見圖4.21）。
2. 將你的右手放在位於左上臂的SEL高19，並將你的左手放在位於右大腿內側的SEL高1。

SEL11：卸載過去和未來的重擔

　　SEL11位於上背部，就在頸部連接肩膀的位置下方（見圖4.22）。SEL11能幫助我們卸載過多的包袱。

　　跨接SEL11能協調肩膀和頸部。它對減緩髖部和腿部的不適也很有效。鬆開SEL11對手臂——包括手肘、手腕、手部和手指都有好處。

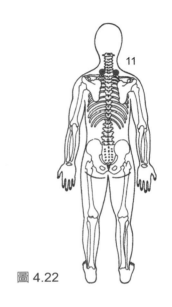

圖4.22

　　我們可以將右手放在左肩SEL11上進行跨接，右肩SEL11則用左手去按。跨接SEL11和位於臀部的SEL25，也有助於清理SEL11：

1. 用你的左手按著位於右肩的SEL11，並用你的右手按著位於右側臀部的SEL25（見圖4.23）。

2. 用你的右手跨接位於左肩的SEL11，並用你的左手按著位於左側臀部的SEL25。

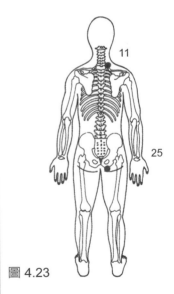

圖4.23

　　大約三年前，我受雇為蘿拉進行居家照護，她是一名久病在床、胸部以下癱瘓，還患有多發性硬化症的三十八歲女性。我每天都得為她做一次腿部運動來防止進一步的惡化。她的腿部十分僵

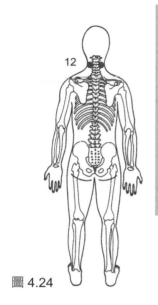

圖 4.24

硬而難以挪動。我的好友以仁神術爲業，他教我把手放在蘿拉的「11」和「15」。在按著兩側十分鐘之後，我好驚訝！蘿拉的腿變軟了，我可以輕易地挪動它們。我對這件事情印象太深，所以當下就決定要學會並實踐這門藝術。而我越是深入探索仁神術，我對它的印象就越深刻。

SEL12：不要隨我的意願，而是你的意願

SEL12位於頸部後方，在顱骨和肩膀的中間，頸椎左、右兩側各一（見圖4.24）。SEL12對我們的心理有強大的影響力，因爲它們能重新校準我們與宇宙之間的意念。開啓SEL12能恢復情緒上的平衡，還有助於疏解怒氣。另外，也能協助緩解頸部和手臂的緊繃。

進行跨接時，請將雙手分別放在左、右兩側的SEL12。此外，同時跨接尾椎（位於脊柱底部）和SEL12，也有助於讓卡住的能量釋放出來。

1.將你的左手放在位於頸部右側的SEL12，並將你的右手放在位於脊柱底

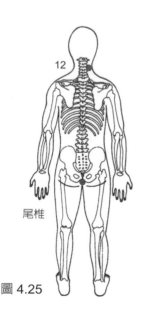

圖 4.25

部的尾椎上（見圖4.25）。
2.將你的右手放在位於頸部左側的
　SEL12，並將你的左手放在位於脊柱
　底部的尾椎上。

SEL13：愛你的仇敵

　　SEL13位於胸腔正面，鎖骨下方靠
近第三根肋骨（見圖4.26）。當SEL13
開啓時，我們比較能看見所有人的優
點，即使是那些和我們意見不合或發生
過衝突的人。

　　SEL13能協調生殖功能。它們也有
助於平衡食欲，並減輕肩膀和頸部的緊
繃。

　　要跨接SEL13，只要將雙手分別放
在上面即可。你也可以像下面這樣按著
位於上臂的SEL高19：
1.將你的左手放在右上臂（見圖
　4.27）。
2.將你的右手放在左上臂（可以兩隻手
　臂分開來做，也可以同時握著左、右
　上臂）。

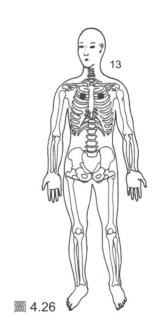

圖 4.26

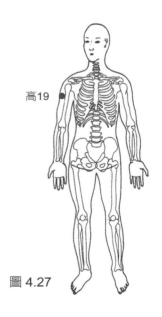

圖 4.27

　　一位懷孕的同事預定在下個週一剖腹生產。週四是她請假前在辦公室裡的最後一天。她說她的孕期還算順利，偏偏胎位不正。醫生好幾次試著要讓胎兒「轉正」，但胎兒還是頭上腳下。

　　黛比說，她希望自己可以自然產，這樣她才知道胎兒已經準備好要出來了，而不是由醫生說了算。那天離開之前，她問我能不能爲她施作仁神術（我只替她做過這麼一次）。我用的是「13」的能量流。

　　隔天我接到電話，說黛比當天（週五）上午就生了。我打去醫院時，她非常興奮。她在週五凌晨三點開始生產，當時胎兒已經轉正了！但醫生還是決定替她剖腹，因爲「排定計畫」不能更改。不過黛比恢復得相當快，直到今天她還是叫她女兒「仁神寶貝」。

SEL14：均衡、養分

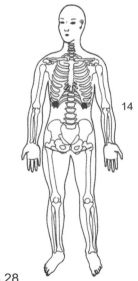

14

圖 4.28

　　SEL14位於胸腔正面底部，賦予我們滋養自己並在日常生活中保持平衡的能力（見圖4.28）。每當髖部或大腿部位失調或緊繃時，不妨跨接SEL14。開啓SEL14還能維持上半身與下半身之間的平衡。

　　進行跨接時，你可以將雙手放在左、右兩側的SEL14。你也可以透過跨

接位於手肘皺摺處（與拇指同側）的
SEL19來協調它們。

1. 將你的左手放在位於右手肘的
　 SEL19，並將你的右手放在位於左大腿
　 內側的左SEL高1（見圖4.29）。

2. 將你的右手放在位於左手肘的
　 SEL19，並將你的左手放在位於右大腿
　 內側的右SEL高1。

SEL15：用笑聲洗滌心靈

　　SEL15位於腹股溝（見圖4.30）。
跨接SEL15使我們更有能力恢復生活中
的喜悅和笑聲，這麼一來，自然能改變
我們對一切事物的看法。瑪麗稱SEL15
為「喜劇演員」，因為它們能幫助我們不
那麼嚴肅地看待自己和局勢。

　　SEL15能協調腹部、雙腿、膝蓋、
腳踝和雙腳。它也能用來幫助心臟並減
輕腹脹的情況。

　　要跨接SEL15，請將雙手放在左、
右兩側的腹股溝，並保持這個姿勢。你
也可以用足弓上的SEL6，接著用肩膀上
的SEL3來跨接SEL15。如果SEL 6難以
觸及，那麼只用SEL3還是能有效地跨接

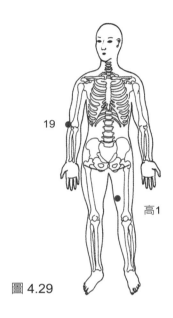

19

高1

圖 4.29

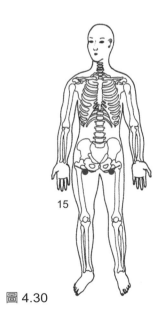

15

圖 4.30

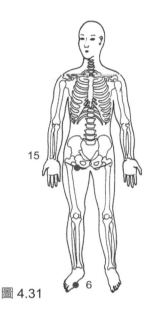

圖 4.31

SEL15。

1. 將你的右手放在位於右腹股溝的 SEL15，並將你的左手放在位於右腳足弓的 SEL6（見圖4.31）。或是將你的左手放在位於右肩的 SEL3。

2. 將你的左手放在位於左腹股溝的 SEL15，並將你的右手擺在位於左腳足弓的 SEL6。或是將你的右手放在位於左肩的 SEL3。

　　一名六十八歲的男子由於兩側股動脈完全堵塞而住院手術。他的左大腳趾烏漆抹黑，腳部因為長期缺乏循環而變成深紫色。醫生打算一等他從股動脈手術中恢復，就盡快切除他左膝以下的部分。

　　我被叫去醫院天天為他治療，出院後也天天去他家為他治療。我用了許多「15」的能量流。我每天都看到顏色在變化。簡單講，他沒有失去任何東西，連一根腳趾都沒有。過去十二年來，這位男士每週持續從我這兒接受仁神術的療程，而且生活充實，他照料廣闊的玫瑰園、打保齡球、當志工，還跟妻子和家人去度假。

　　以上十五個SEL全都包含在第一和第二層次內。請記住，當我們
開啓所有的安全能量鎖並使它們免於堵塞時，我們也是在協助至關
重要的第一和第二層次保持平衡。

Chapter 5
安全能量鎖（SEL）：16～26

數字是通往宇宙能量之流的鑰匙。

　　上一章，我們探索了位於第一和第二層次的SEL1～15。現在我們將要目光轉向其餘包含在第三、四、五層次的十一個安全能量鎖。

第三層次的SEL：16～22

SEL16：轉化

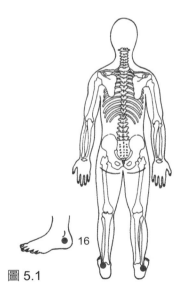

圖 5.1

　　SEL16位於腳踝外側，在踝骨和腳跟之間（見圖5.1）。它在SEL5的另一側。當能量可以輕易地流經SEL16時，我們比較有能力在生活中做出健康、平順的改變。基於這個理由，SEL16往往被認為能「破舊立新」。

　　SEL16能協調骨骼系統，而且有助於改善肌肉張力。它們在協助生殖功能、促進排泄和緩解頭、頸部的緊繃方

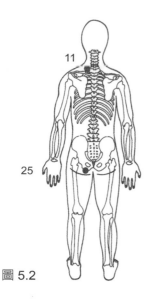

11

25

圖5.2

面也很有效。

　　如果按不到SEL16，你也可以透過以下的操作步驟，用SEL11和25來清理它們：

1. 將你的右手放在位於左肩的SEL11，並將你的左手放在位於左側臀部的SEL25（見圖5.2）。

2. 將你的左手放在位於右肩的SEL11，並將你的右手放在位於右側臀部的SEL25。

　　當我還是個經驗不足的菜鳥療癒師時，其中一位每週一次的女性客戶有長期頸部僵硬的毛病。有一次，她到我的辦公室時明顯在發抖。她說她的律師老公前一天失業了。她對未來十分恐懼——她有可能失去家庭、離開優渥的生活，甚至還可能要搬家。

　　我不確定用什麼方式開始最好，但我想到了SEL16。「16」能打破舊有形式，為新的事物騰出空間。她的舊有形式看起來確實需要被打破。我又想到課堂上講過「16」對脖子有幫助，所以決定以這個特有SEL的協調方式來為她治療。那個鐘頭結束時，她的頸部不適已減輕了，情緒也似乎恢復了平衡。她跟我說，不管情勢如何演變，她都覺得自己更有能力去面對了。

SEL17：生殖能量

　　SEL17位於手腕外側，與小指同側
（見圖5.3）。它可以協調生殖能量。

　　SEL17適合用在緊急狀況，因為它們
有助於平衡神經系統。當SEL17開啓時，
其他受惠的區域還包括心臟、乳房和腳
踝，另外，對緩解腹脹也很有用。

　　要跨接SEL17，只要用你的左手握著
右手腕幾分鐘，再用你的右手握著左手腕
幾分鐘即可（見圖5.4）。

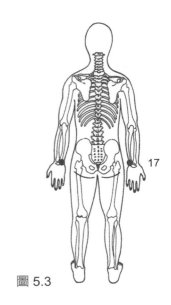

圖 5.3

　　　　我媽動完手術後去看了門診，我
去醫院接她回家。我才扶她進浴室沒
多久，就聽到她瘋狂地呼叫我。我跑
進去時看見她昏倒在地，便抓著她開
始按「17」。每當我查看課堂筆記時常
想著，「緊急的時候誰會記得這麼做
啊？」。但這次我確實記得，而且她很
快就醒過來了。

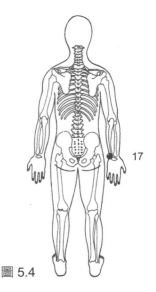

圖 5.4

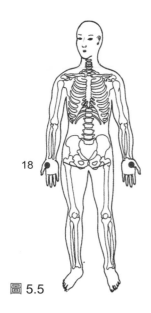

圖 5.5

SEL18：身體意識和人格

SEL18位於拇指底部的手掌側（見圖
5.5）。SEL18能使我們意識到身體，並將
人格和物質形式整合起來。

SEL18還能協調胸腔和後腦杓，對排
除睡眠障礙也很有幫助。

要跨接SEL18，請用你的左手按著右
拇指的底部幾分鐘。接著對另一隻手如法
炮製：用你的右手按著左拇指的底部幾分
鐘。

另一個清理SEL18的有效方法，是像
下面這樣跨接SEL25和SEL3：

1. 用你的右手按著位於右側臀部的SEL25，
   並用你的左手按著位於右肩的SEL3（見
   圖5.6）。
2. 用你的左手跨接位於左側臀部的SEL25，
   並用你的右手按著位於左肩的SEL3。

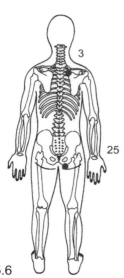

圖 5.6

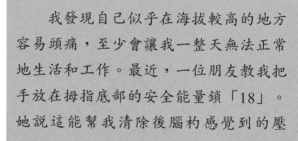

　　我發現自己似乎在海拔較高的地方
容易頭痛，至少會讓我一整天無法正常
地生活和工作。最近，一位朋友教我把
手放在拇指底部的安全能量鎖「18」。
她說這能幫我清除後腦杓感覺到的壓

力。我在下一次上山時對自己做了這個動作，對於結果我感到十分驚喜！

SEL19：完美的平衡

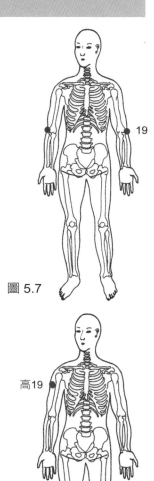

SEL19位於手肘皺摺處，與拇指同側（見圖5.7）。它與權威、領導力和臨危不亂的能力有關。如同稍早看到的，當我們想開啓難以觸及的SEL9時，SEL19也會同時開啓。

SEL19有助協調消化功能、背部、肺部和乳房，也能維持體能，因此對恢復整體能量很有效。

圖 5.7

要跨接SEL19，請將你的右手放在左手肘內側皺摺處，並將你的左手放在右手肘的皺摺處。要爲從SEL19釋放出來的能量提供額外出口，則不妨跨接位於上臂的SEL高19，並同時按著位於反向側大腿的SEL高1。

1. 用你的左手跨接右上臂，並將你的右手放在左大腿上（見圖5.8）。

2. 用你的右手跨接左上臂，並將你的左手放在右大腿上。

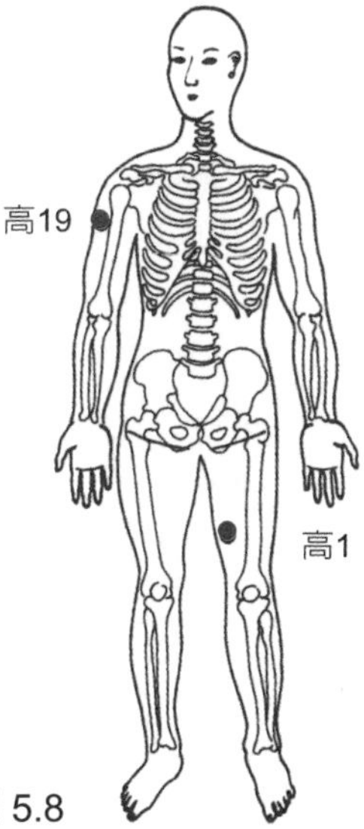

圖 5.8

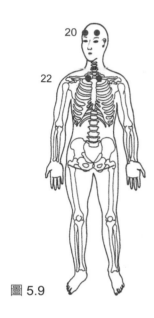

圖 5.9

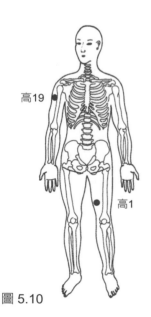

圖 5.10

SEL20：不朽的永恆

　　我們可以在額頭上半部、比眉毛稍高
的地方找到SEL20（見圖5.9）。SEL20
能使個人意識和宇宙心靈合而為一，讓我
們得以瞥見被稱為永恆的不朽真相。

　　開啟SEL20能協調耳朵和眼睛，也有
助於促進更敏銳的心智活動並恢復平靜。

　　要開啟SEL20，請將你的左、右手
分別放在SEL20上，並保持這個姿勢。
你也可以跨接SEL22來釋放SEL20。在
SEL19建議的「上臂和大腿」操作步驟，
對SEL20也相當有效。

1. 用你的左手跨接位於右上臂的SEL高
   19，並將你的右手放在位於左大腿的
   SEL 高 1（見圖5.10）。
2. 用你的右手跨接位於左上臂的SEL高
   19，並將你的左手放在位於右大腿的
   SEL 高 1。

SEL21：強烈的安全感與掙脫精神束縛

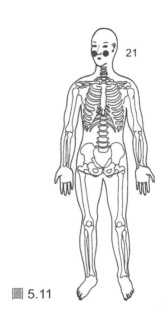

圖 5.11

我們可以在臉部兩側的頰骨下方找到SEL21（見圖5.11）。SEL21能釋放在心理和生理上沉重的負擔。

SEL21可以強化思考、恢復能量，而且有助於平衡體重改善計畫（無論是過重或過輕）。它們對頭暈和壓力也很有效。

要開啓SEL21，只要把手直接擱在左、右頰骨下方幾分鐘即可。在SEL19和20建議採用的那套練習，對釋放卡在SEL21上的能量也很有效。

1. 用你的左手跨接位於右上臂的高SEL19，並將你的右手放在位於左大腿的SEL高1（見圖5.12）。
2. 用你的右手跨接位於左上臂的高SEL19，並將你的左手放在位於右大腿的SEL高1。

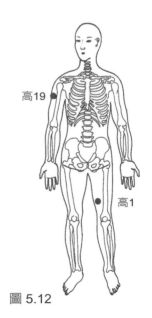

圖 5.12

> 我有個朋友認為自己必須快點瘦下來。雖然我從不覺得他超重，但我告訴他「21」對體重改善計畫很有效。接下來的幾週他不但禁食，還照我的

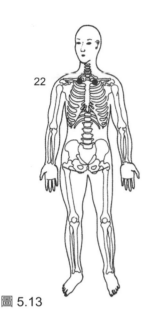

圖 5.13

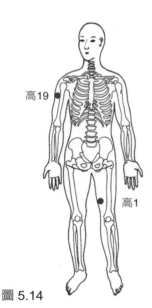

圖 5.14

建議勤按「21」。有趣的是，由於他眞的不需要減肥，結果反而還胖了幾磅！「21」的能力就是正確地平衡體重，因此不准他減掉任何體重。

SEL22：完全適應

　　安全能量鎖22位於鎖骨下方（見圖5.13）。SEL22可以平衡和協調思緒，因爲它們能讓我們不帶任何情緒或執著，更客觀、理性地思考。它們也能協助我們適應新局和環境中的變遷，包括天氣或季節上的變化。

　　由於SEL22代表圓滿，因此在平衡身、心、靈方面效果顯著。它們還能協調甲狀腺和副甲狀腺，而且有助於預防中風。每當面臨情緒壓力或消化失調時，不妨嘗試跨接SEL22。

　　要跨接SEL22，可以將左、右手放在鎖骨下方的安全能量鎖上，然後保持這個姿勢，直到緊張消失爲止。前三個SEL建議採取的操作步驟，在這裡也同樣適用。

1. 用你的左手跨接位於右上臂高 SEL19，並將你的右手放在位於左大腿的高 SEL1（見圖 5.14）。
2. 用你的右手跨接位於左上臂的高 SEL19，並將你的左手放在位於右大腿的高 SEL1。

　　吉妮和她先生艾利克斯要求我陪產。在他們來電之前，吉妮已經分娩了大約十五個小時。我在上午九點半左右抵達，然後為她施作仁神術。那天上午她躺在床上休息時，我一直為她治療。陣痛的中間她在房裡走動時，我也跟在一旁為她治療。隨著時間不斷過去，我發現護士面帶愁容。她說時間拖太久了，還在我耳邊小聲地說，「再過二十分鐘我就請醫生過來，她有可能要動手術。」

　　這時已經是下午了，我正絞盡腦汁，想找出一條最能派上用場的能量流。我想到瑪麗在課堂上教過，SEL22 對胸部（13）、太陽神經叢（14）和腹股溝部位（15）的協調合作效果絕佳。我想，如果它們能連成一氣並和諧運作，就能讓身體正面的能量在良好、順暢的直達路徑往下流動。如果奏效的話，或許往下流動的能量可以把胎兒帶出來。於是我站在她的後面，雙手越過她的肩膀，右手按著右鎖骨下方，左手按著左鎖骨下方。事情就這麼發生了，當她第三次吐氣時，一名美麗的女嬰非常平靜地來到人間，眼睛因為充滿好奇而睜得大大的。

第四層次的SEL：23

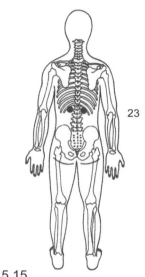

在前五個層次當中，第四層次獨一無
二。它是安全能量鎖23的所在地，而且僅此一
個。這種不尋常的情況凸顯出安全能量鎖23的
重要任務。它對我們的存在影響深遠，而了解
這股影響力的線索之一，就是它接近腎臟和腎
上腺區域的位置。腎上腺掌管我們的「戰或
逃」反應。想當然耳，這關係到第四層次的主
要態度，也就是恐懼。因此，SEL 23是協助我
們排除恐懼的重要工具。

23

圖 5.15

SEL23：人類命運的掌控者，維持適當循環

SEL23位於腰背部（見圖5.15）。SEL 23是人類命運的掌控者，
因為它們能卸除恐懼，而恐懼對生命的自然流動而言是一種障礙。

SEL23能改善循環和腎上腺功能，對緩解腹部疼痛和減少亂發
脾氣也很有效。SEL23還有助於所有形式的成癮症、循環系統改善計
畫、腦部功能和身體的敏捷度。

要跨接SEL23，請將你的左、右手直接放在腰背部即可。保持
這個姿勢幾分鐘，直到緊張釋放為止。如果這個位置不好施作，不
妨跨接位於腹股溝的SEL15和位於肩膀的SEL3，來開啟SEL23。

1. 用你的右手按著位於右腹
   股溝的SEL15，並用你的
   左手按著位於右肩的SEL3
   （見圖5.16）。
2. 用你的左手按著位於左
   腹股溝的SEL15，並用你
   的右手按著位於左肩的
   SEL3。

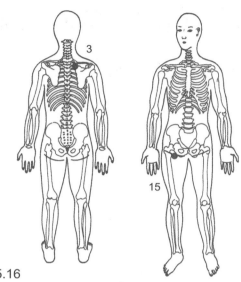

圖 5.16

我陪我女兒艾達住院，她因為嚴重的呼吸窘迫症狀而被送
進醫院。我們的室友丹尼幾乎每天都哭。有天丹尼開始呻吟，
哭聲聽起來比平常還痛。他的床邊很快就圍了六、七名工作人
員，站在那裡討論接下來要做哪種檢查。這時哀號聲蓋過他
們，「我的胃！我的胃啊！」我發現自己走了過去，一言不發
地用手掌蓋住丹尼的「23」。他的哀號減輕成啜泣和低喃，接
著就不再出聲。丹尼直視我的眼睛，臉上露出了微微一笑。工
作人員眼看危機顯然已解除便離開了房間。一名實習生和護士
留下來問我，「妳在做什麼？」我解釋說，只要設法放鬆腰線
後方，就可以減輕腹部疼痛。

　　隔天我走進病房時，發現那位護士坐在搖椅並讓丹尼躺在
腿上，她正用手掌蓋住他的「23」。他在啜泣，但音量輕微。
「妳是這麼做的嗎？」她羞怯地問我。

第五層次的SEL：24～26

SEL24：協調混亂

SEL24位於腳背外側，大約在小腳趾和無名趾中間，在SEL6的反向側（見圖5.17）。每當我們感到困惑或混亂時，不妨跨接SEL24。它能促進心靈和身體的平靜，因此也被稱為「平靜創造者」。

恰如其分地是，SEL24對排除身體呈現的混亂相當有效，例如發抖。它在協助我們克服倔強、嫉妒和報復方面的感覺也頗有成效。

要跨接SEL24，我們可以直接把手放在它們上面，或者也可以用串連腹股溝來進行跨接。

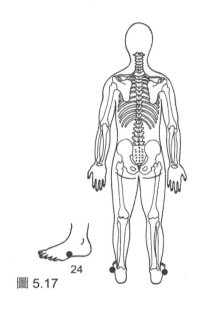

圖 5.17

1. 用你的左手按著位於右肩胛骨外側邊緣、靠近腋窩的SEL26；用你的右手，按著位於右腹股溝的SEL15（見圖5.18）。
2. 用你的右手按著位於肩胛骨外側邊緣、靠近腋窩的SEL26；用你的左手，按著位於左腹股溝的SEL15。

去年六月，我去義大利阿西西參加工作坊。我們一行約九十人，搭著大型巴士去聖方濟所到之處旅遊。密集的冥想和

托斯卡尼的彎路讓一名成員嚴重暈車。她說，「我覺得很噁心，而且身子很虛。」我請坐在她後面的人按著她的「26」，我則是跪在她面前按著她的「24」。驚人的是，她大概三十秒就沒事了。可以在轉瞬間就幫到人，真是樂趣十足又令人欣慰啊。

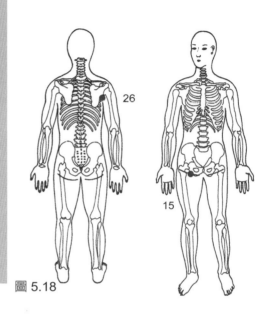

圖 5.18

SEL25：沉默地再生

SEL25位於坐骨，可以用來鎮定、舒緩，並默默再生所有的身體功能（見圖5.19）。

SEL25還能提高警覺、增加能量，讓頭腦變得更加清明。

要跨接它們，只要把手放在臀部上，並保持姿勢幾分鐘即可。像下面這樣把手放在SEL3也能達到同樣的效果：

1.用你的右手按著位於右側臀部的SEL25，並用你的左手按著位於右肩的

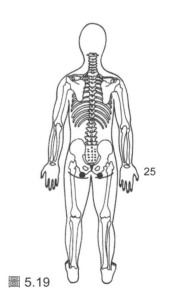

圖 5.19

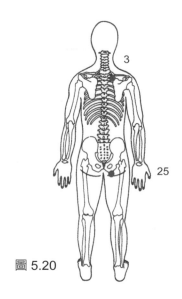

圖 5.20

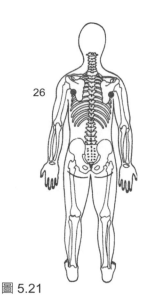

圖 5.21

SEL3（見圖5.20）。

2.用你的左手按著位於左側臀部的
　SEL25，並用你的右手按著位於左肩的
　SEL3。

SEL26：指導者、全然的
平靜、全然的和諧

　　位於肩胛骨外側邊緣又靠近腋窩的
SEL26，代表的意思是「圓滿」。它的開
啓能爲全身帶來和諧與不可或缺的生命能
量（見圖5.21）。

　　SEL26會用不可或缺的生命能量，來
爲所有心理和身體的功能充電。

　　只要默默地在胸前交叉雙臂，並按著
SEL26即可。一次按一邊或兩邊一起按都
行。以下的練習對清理SEL 26也十分有
效：

1.用你的左手逐一握著右手的拇指、
　食指、中指、無名指和小指（見圖
　5.22）。

2.用你的右手逐一握著左手的拇指、食
　指、中指、無名指和小指。

　　安全能量鎖的重要性再怎麼強調都不為
過。當你更熟悉它們的位置、更了解它們的用
途、更自在地跨接它們時，你也將獲得相對的
自信心，讓自己更有能力去處理任何可以想見
的失調情況。

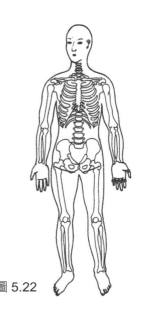

　　這二十六個安全能量鎖代表能量高度集
中的部位。我們的討論大多集中在它們作為斷
路器的角色上，但對其他各種不同的能量流而
言，它們同時也是監督者能量流沿線上，具有
高傳導性的能量交會點。下一章，我們將進一
步檢視各式各樣的能量流——仁神術中的十二
器官能量流。

圖 5.22

Chapter 6
器官能量流

各種元素的協調機制。

　　如同我們先前學到的，能量流就像流經我們每個人的能量之河。當河中沒有堵塞物時，能量可以無拘無束地行遍全身。可是當河流變得太過猛烈或受到阻礙時，能量的流動便會中斷。此時渦流成形，能量溢出河岸。造成某些地區有不必要的泛濫，而其他區域的基本能量需求也因此受到剝奪。

　　我們在第三章認識到三條體內的主要能量之河，也就是三一能量流。它們分別是正中能量流和左、右監督者能量流。除了這三條主要的能量流，在配送生命能量到身體各處方面，另外十二條能量流也扮演吃重的角色。這一章，我們將聚焦在這十二條能量流上，它們也被稱為器官能量流。

　　在村井次郎的學習過程中，他注意到這十二條能量流與特定器官之間存在著獨特的關係。儘管每條能量流都是以相關的器官來命名，例如肝能量流或膽能量流，但整條能量流和相對應的器官，卻形成一種彼此協調又各自為政的整體關係。能量流和器官不是分開的，器官反倒是能量流最精簡的表現形式。基於這個理由，每條能量流的名稱都恰當地包含了功能能量這幾個字。也就是說，肺能量流被稱為肺功能能量。因此名稱代表的是整條能量流，而非單指器官。

　　每條能量流都有它行經身體的獨特路徑。當任務完成時，通道內的能量不會就此停住，而是變成另一條能量流繼續前進。比方說，生命能量在行經肝能量流之後，會繼續變成肺能量流，再從肺能量流繼續變成大腸能量流。因此，能量會在體內不斷運行。這十二條器官能量流集體創造出一個統合的能量迴路，並持續行經全身。仁神術的療癒師會透過「傾聽」手腕的十二種脈象（一手六條），來觀察這十二條能量流是否和諧。（這些關於脈象的討論超出本書的範疇，但在仁神術的課堂上會廣泛地詳細說明。）

通往和諧之路

　　我們可以透過某些失調現象來察覺能量流的堵塞。一條特定能量流內的中斷，會在路徑沿線的任何地方顯現為症狀。如同我們即將看到的，能量流往往很長，而且錯綜複雜，這表示失調可能發生在距離相關器官很遠的地方。例如，脾功能能量會從大腳趾的趾甲內側上升至腿部，再進入腹部。能量流從此處前往脾臟，然後一分為二：一條支流在舌根結束旅程，能量就此消散，另一條則上升至胸部中央並流進心臟（見圖6.7）。

　　從這個例子可以看出，脾能量流對健康和身體絕大部分的活力十分重要。脾能量流的失衡，會在能量流沿線的任何地方以失調的形式顯現出來。這種情形也適用於其他所有的能量流。認識能量流的路線，可以了解症狀的根本原因和協調的方式。我們可以用適當

的仁神術操作步驟來恢復這條能量流的平衡。

　　每條獨立的器官能量流不僅供應生命能量，也會和我們意識的某些面向產生共振。因此，能量行經這些獨特路徑的方式會影響我們的身體、心理和情緒。同樣地，這十二條器官能量流也可能受到某種態度的不利影響（第二章有討論過）。比方說，胃能量流和脾能量流會受到擔憂和焦慮的負面衝擊。相反地，樂觀開朗又寬容大度的人，則比較有能力維持胃和脾兩者能量流內部的和諧。

　　就像我們經常指出的，仁神術能讓我們在看待生命各種面向的相互關係上，發展出一種覺察。以同樣的方式來認識這十二條器官能量流，能協助我們深刻而具體地理解與生俱來的生物週期。每條能量流都會在一天當中特定的兩小時內，接受最豐盛的能量補給。同樣地，幾對相關的能量流也會在特定的季節，接受最豐盛的生命能量。有時，當某條器官能量流發生失調時，我們會經驗到一些身體、心理或情緒上的症狀，例如疲勞、思路不清，或引發某種特定的態度。然而，當我們知道某條器官能量流接收能量的最佳時辰，便能更清楚地知悉，某些特定失衡的肇因，以及該如何完整地恢復和諧。

　　最後，由於每個器官的能量流都源自某個特定的層次，因此只要透過握著一根特定的手指就能加以平衡。或者，如同我們即將看到的，要平衡一條特定的能量流，也可以透過跨接兩個位於沿線的安全能量鎖來達成。

十二器官能量流

接下來要說明的是每條器官能量流的路徑。其中有些能量流相當複雜,因此我們繪製了插圖供大家參考。此外,每條能量流的描述都包括能量最豐沛的時辰和季節、導致失調的相關態度,以及有助於協調的手指和安全能量鎖。當你閱讀這些說明時,請記住每一種功能能量都是由一左一右的能量流所組成,它們彼此互為鏡像。

還有,請注意在特定能量路徑的文字說明和插圖之間,偶爾會存在差異。尤其當我們沿著手臂追溯它們的路線時,這一點會特別明顯。想避免不必要的困擾,請記住這些圖解的原始參考資料是一個站立的身體,手臂伸展到頭部上方,手掌朝外,拇指朝向身體的中線。

因此,往上或上升指的是能量從肩膀移往手指,下降指的則是能量從手指移往肩膀。

肺功能能量

從肺開始,人的一切念頭和言行紀錄,都逐漸化為血液被送往各處播種。

從清晨四點開始,肺功能能量會由胃部的肝

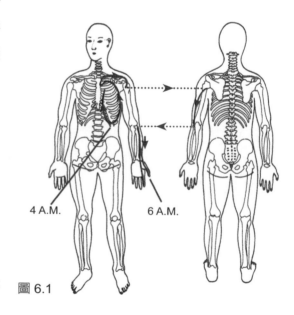

4 A.M.   6 A.M.

圖6.1

功能能量產生（見圖 6.1）。

肺能量在胃部與消化過的食物汁液混合後，便將自己一分爲二。兩者當中較小的支流被送往大腸的外表面（沒有畫出來），較大的支流則循行橫膈膜，再運行至肺部區域。

這條較大的能量

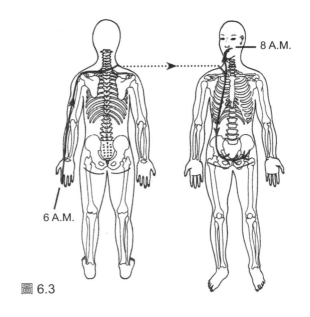

圖 6.3

支流會循環整個肺部並在氣管聚集，接著從此處流向肩胛骨外側的凸出處（稱爲肩峰）。它從肩峰行經肩膀正面和手臂相連之處，然後移動至腋下並沿著手臂外側前進。

沿著手臂正面移動後，肺能量流會前進至手肘外側，從此處前行至手腕下方大約十二公分的位置。能量從此處再度一分爲二，較小的支流移往拇指的指甲內側，在循環指甲之後包覆拇指；另一條較大的支流則前往食指的指甲內側，並在此處轉變成大腸功能能量（見圖6.3）。

完成肺功能能量的循環模式需費時兩小時。它的尖峰能量時段在清晨四點到六點之間。六點時，肺功能能量會轉變成大腸功能能量。

肺能量流接受最多能量的季節是秋季。

導致肺能量流發生失調的相關態度是**悲傷**。

平衡肺能量流

　　肺能量流源自第二層次。如同我們在第二章看見的（P.46），跨接無名指可以平衡第二層次。要平衡和協調肺能量流，只要握著任一無名指即可。

　　以下是運用安全能量鎖來平衡肺功能能量的「施作捷徑」：

1.將你的左手放在位於胸腔正面底部左邊的SEL14。同時，將你的右手放在位於左邊鎖骨下方的SEL 22（見圖6.2）。
2.將你的右手放在位於胸腔正面底部右邊的SEL14。同時，將你的左手放在位於右邊鎖骨下方的SEL22。

　　　彼得是郵局員工，他因為氣喘發作而請假在家。他必須使用氧氣筒，既不能走路也無法開車。

　　　在仁神術的首次療程上接收肺能量流之後，他已經能在附近的街區走走。兩週後他和家人去了沙漠，那是一趟沿著雙線道繞山而行、至少一百五十英里長的旅程，而且全程都是由他駕駛！

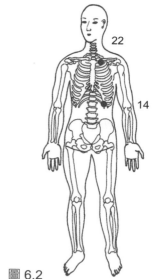

圖 6.2

大腸功能能量

心和腸子都需要被開啟。

　　從食指開始，大腸功能能量會往下流向手臂背面（見P.115圖

6.3）。它沿著肩膀正面移動，然後行經位於背部頂端的第一節胸椎。此時，來自左、右兩側能量流的能量（請記住，它們位於身體兩側，彼此互為鏡像）會彼此相遇並短暫地混合。

與右側能量流交會之後，左側能量流會繞著頸部右側移動，再下行至右胸。它從此處上升進入右乳，然後一分為二。

其中一部分循環右肺，接著下行至橫膈膜，來到距離肚臍很近的一個點。能量在此處形成半圓，並在大腸的外側區域消散。

第二個部分從右乳上行至喉嚨右側，並進入右下的牙齦。它繼續沿著臉部右側循環，在鼻子與上唇之間行進。能量從此處流往左頰骨，然後在左頰骨轉變成胃功能能量。

從脊柱頂端，右側能量流以完全相同的路徑沿著身體的另一側運行。左、右兩側的大腸能量流走完全程需費時兩小時。能量流的尖峰時段發生在早上六點到八點。

大腸能量流接受最多能量的季節是秋季。

導致大腸能量流發生失調的相關態度是**悲傷**或**哀痛**。

平衡大腸能量流

由於大腸能量流源自第二層次，因此你不妨握著無名指，靠自己的力量來協調它。或者你也可以運用以下的「施作捷徑」來幫助他人協調大腸能量流：

1. 將你的左手放在位於上背部右側、頸部和肩膀交會處下方的SEL 11，同時用你的右手握著你

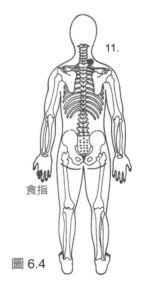

11.

食指

圖6.4

的左手食指（見圖6.4）。

2.將你的右手放在位於上背部左側、頸部和肩膀交會處下方的 SEL11，同時用你的左手握著你的右手食指。

　　我在我女兒丹妮爾四、五歲時，替她報名了芭蕾舞課。她在打過蠟的健身房裡奔跑，結果臉部朝下跌倒，她的乳牙撞上了硬質地板。一個鐘頭後她回到家裡放聲大哭。她整個上嘴唇都腫了，而且還流血。這個外傷使牙齒被推進上方牙齦，對門牙可能會造成永久性的傷害。嘴唇內側則是被牙齒劃出一道又大又深的傷口。我抱著她，用右手心蓋住她的嘴唇，然後把左手放在右手上面。我沒碰受傷的位置，因為那樣太痛。等她說感覺傷口好一點了，我就唱歌分散她的注意力，再另外替那個位置做些跨接。後來腫脹減退，擦傷消失，連顏色也恢復正常了。

　　那天晚上我趁她睡覺時用了大腸能量流，因為它與下巴和牙齦有關。

　　隔天早上有人問我為什麼沒有馬上看牙醫，事關門牙恆齒最好立刻處理。事實上，當我到了牙醫診所時，醫師還大感驚訝。他很好奇我們對血腫做了什麼，怎麼可以讓傷口收得那麼快？

　　看了X光片之後，他認為我們應該拔掉乳牙以防萬一。他還提醒，積在門牙恆齒那兒的血液會讓門牙發黑。

　　可是我們一顆牙都沒有拔。那幾年我們持續使用大腸能量流，而現在，我十四歲的女兒擁有最潔白、美麗的門牙。

胃功能能量

胃之功能為理性和智慧之象徵。

早上八點，大腸功能能量在顴骨轉換成胃功能能量後，會開始往上流向眉心（見圖6.5）。左、右兩側的能量流會在此處相遇並分道揚鑣。

左側能量流持續流向右眼下方的區域，從此處沿著下顎輪廓下降，然後回到眉毛上方、左耳前面的一個點。此時，能量

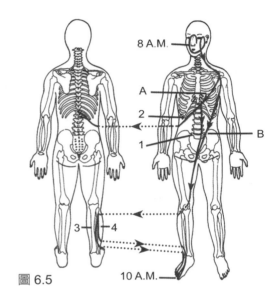

圖 6.5

轉向眼睛並下降至左側肩峰（外側肩胛骨）。能量流在此處一分為二，我們以A和B來稱呼它們。

A的部分往內流動並直接進入胃部，它在此處進一步分成1、2兩個部分。1的部分流進肚臍，並從肚臍橫越至右大腿，再沿著大腿內側向膝蓋外側運行，而且途中會和B能量流交會。左側的2在離開胃部後會流經膽和右腎，最後進入第十二節胸椎並就此消散。（右側來的2則行經脾和左腎，然後在第十二節胸椎處消散。）

從肩峰往下運行時，左側的B能量流會進入腹部，並在肚臍左邊大約三公分的位置流進腹股溝，與1混合。它從此處下降至右大腿內側、大約膝上八公分的位置，然後繼續斜著穿過膝蓋。在膝蓋外側，B能量流又分成3和4兩個部分。

　　3的部分沿著右腿外側下降至右腳中趾。4的部分下降至腳背頂端再一分為二，一部分運行至食趾，第二部分則流進大腳趾外側，並在此處轉變成脾功能能量。

　　除了支流2的路線以外，右側的胃能量流也以類似路徑沿著身體的另一側運行。左、右兩側能量流的尖峰時段在上午八點到十點之間。上午十點時，胃功能能量會轉變成脾功能能量。

　　胃能量流接受最多能量的季節是夏季最熱的日子。

　　導致胃能量流發生失調的相關態度是**憂慮**。

平衡胃能量流

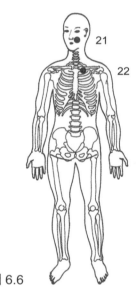

圖 6.6

　　胃能量流源自第一層次。因此，要平衡胃能量流，你只要握著兩手的拇指各幾分鐘即可。你也可以像下面這樣開啟SEL21和SEL22：

1. 將你的右手放在位於左頰骨下方的SEL21。同時，用你的左手跨接位於左鎖骨下方的SEL22（見圖6.6）。
2. 將你的左手放在位於右頰骨下方的SEL21。同時，用你的右手跨接位於右鎖骨下方的SEL22。

　　我的長子麥特遭人襲擊。警方逮到罪犯，麥特則被送往醫院。X光顯示他下顎碎裂，當天下午就得動手術。麥特的第

一通電話是打給我的，要我替他施做仁神術。我在上午十一點左右抵達醫院，開始跨接了大約六個小時，我用的主要是胃能量流。與此同時，醫師將手術延到隔天，因為她想和另一位醫師再做討論。下午三點她來查看麥特，發現他情況好轉。我在傍晚六點半起身回家。回到家時發現一通醫生的留言，她說她又去看了麥特一次，然後就讓他回家了，因為他不需要動手術了！多麼棒的禮物啊！

脾功能能量
太陽能的進入之處。

上午十點，脾功能能量會從大腳趾（它從此處開始接續胃功能能量）上升至腳踝內側，穿過腳跟，再上行至腿部內側（見圖6.7）。能量流從膝蓋背面沿著腿部內側上升至腹股溝，從此處橫越腹部來到另一側，再繼續上升至第九根肋骨，而能量流則在此處分成A和B兩個部分。

A的部分上行至第三根肋骨，然後轉往腋

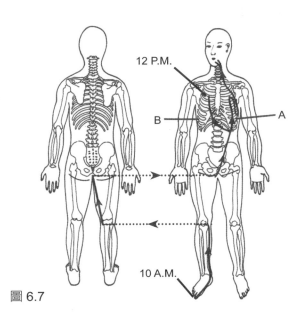

圖6.7

下再降至第七根肋骨。在第七根肋骨處，
A朝外轉往背部，並從此處開始上升至喉
嚨，接著行經喉嚨來到舌根並就此消散。

　　與此同時，B的部分已經循環了胃的
外表面，然後上升至胸部中央進入心臟，
並在此處轉變成心功能能量。

　　脾能量流的尖峰時段在上午十點到中
午十二點之間。正午時分，脾功能能量會
轉變成心功能能量。和胃能量流一樣，它
接受最多能量的季節是夏季最熱的日子。

　　導致脾能量流發生失調的相關態度是
憂慮。

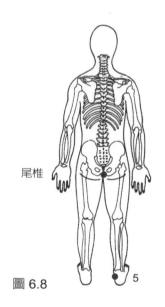

尾椎

圖6.8　　　　5

平衡脾能量流

　　脾能量流源自第一層次。要平衡脾能量流和第一層次，只要握
著拇指即可。

　　要平衡脾能量流，建議採用以下的「施作捷徑」：

1.將你的右手放在位於右腳踝骨和腳跟之間的SEL5，同時將你的左
　手放在尾椎上（見圖6.8）。

2.將你的左手放在位於左腳踝骨和腳跟之間的SEL5，同時將你的右
　手放在尾椎上。

　　　　一九八〇年，我和一位女性友人到墨西哥瓦哈卡旅行時，

吃到了一些不乾淨的食物或水。我病得不輕，覺得噁心、發
燒，且全身無力。我教朋友使用脾能量流為我治療，因為我已
虛弱到沒辦法自己施做。

　　隔天早上我的症狀消失無蹤，而且已經準備好要繼續上
路。這確實讓我見識到仁神術在緊急狀況下有多麼管用。一路
上我們遇過幾個食物中毒的人，他們全都休養了三到六天。

心功能能量

身體藏在心中，一如橡樹藏在橡實裡。

　　正午時分，脾功能能量在轉變成心功能能量後，會分成A、
B、C、D、E等五條支流，它們都是從心臟的四個出口流出（見圖
6.9）。

　　A的部分流經第
三節胸椎，然後前往
胸部。

　　B的部分經由腋
下區域下降至背部，
穿過第七節胸椎後分
為兩側，左側的B流
往右腎，右側的B則
流進左腎。

　　C的部分從心臟
下方的通道下降，經

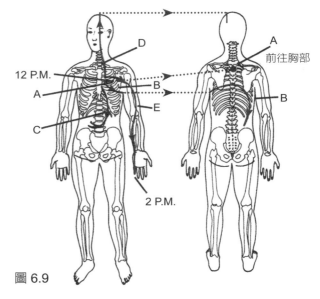

圖6.9

由橫膈膜來到肚臍上方約三公分的位置，
從此處流進小腸。

　　D的部分從第三根前肋骨上升至喉
嚨，然後穿過眼睛進入大腦。

　　E的部分經由胸部往上升。左側的E
支流運行至左肺；右側的E支流則進入右
肺。E的左、右支流在此處循行氣管，然
後各自沿著腋下繼續前進。左側的E支流
從腋下運行至左臂；右側的E支流則進入
右臂。能量在此處各自沿著手臂的正面前
進並穿過手肘，直到抵達小指的指甲內側
為止。此處是心功能能量轉變成小腸功能
能量的位置。

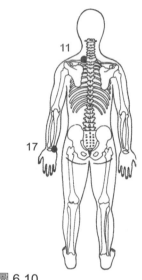

圖6.10

　　心能量流的每日尖峰時段是從正午時分到下午兩點。心能量的
高峰季節是夏季。

　　導致心能量流發生失調的相關態度是**偽裝**（或**勉強**）。

平衡心能量流

　　心能量流源自第五層次。因此，你可以透過平衡第五層次來協
調它。你也可以握著任一小指來協助心能量流。

　　要平衡心功能能量，建議採用以下容易上手的「施作捷徑」：

1.將你的左手放在位於上背部左側、頸部和肩膀交會處下方的
　SEL11，同時將你的右手放在位於左手腕外側、與小指同側的
　SEL17（見圖6.10）。

2.將你的右手放在位於上背部右側、頸部和肩膀交會處下方的
　SEL11，同時將你的左手放在位於右手腕外側、與小指同側的
　SEL17。

今年二月我媽心臟病發作，我爸在我媽發作的整整一年前
也病過一次。總之，她可能有聽見我叫老爸握著小指。好吧，
我媽對仁神術的認識差不多就只有這樣，可是在去醫院的途中
她全程握著小指，我們知道她的小指救了她一命。我嫂子是加
護病房的護理長，醫生告訴她，根據心電圖顯示我媽應該有一
次嚴重的心臟病發作，他們叫它「頭號發作」。可是她沒有！
當晚我到醫院替她跨接，第二天早、晚又各做了一次。隔天他
們原本預期會在左心室發現大範圍的堵塞，結果卻只有一個小
堵塞。哇噢！事實上，同樣的情況也發生在我爸身上。在他接
受壓力測試以便了解心臟受損程度之前，我已替他做了三次跨
接。醫師說他真不敢相信，因為根本沒有心臟病發作的跡象。
不用說，我媽和我爸都熱愛他們的小指，而且每天都握著它
們。

小腸功能能量

啟迪開示的工具。

　　下午兩點，小腸功能能量會從小指的指甲內側，下降至小指指
甲外側，然後經手肘外側，再往上行經肩膀背面（見圖6.11）。
　　左、右側的能量在背部頂端的第一節胸椎混合。左側的小腸能

量流從此處移往頸部右側，往下經過右肩到達手臂關節的正面，再分成A和B兩個部分。

　　A的部分流進乳房，然後斜著移往心臟。能量從此處流進胃部並就此消散。

　　B的部分上升進入右頰骨，並分成1和2兩個部分，1的部分流經右眼下方並進入右耳；2的部分上升至前額、左眉中央的上方，然後在下午四點時轉變成膀胱功能能量。

　　右側的能量流循完全相同的路徑沿著身體的另一側運行。小腸功能能量的尖峰時段在下午兩點到四點之間；小腸能量流接受最多能量的季節是夏季。

　　導致小腸能量流發生失調的相關態度是**偽裝**（或**勉強**）。

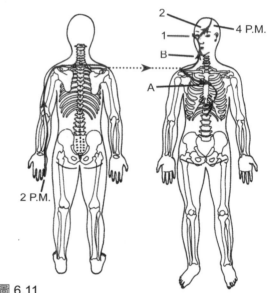

圖 6.11

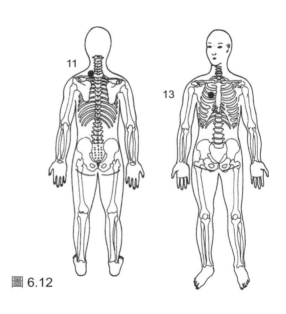

圖 6.12

平衡小腸能量流

小腸能量流源自第五層次。要平衡第五層次和小腸能量流，不妨跨接雙手的小指，或採用以下的安全能量鎖操作步驟：

1.將你的左手放在位於上背部左側、頸部和肩膀交會處下方的SEL11，同時將你的右手放在位於胸腔正面右側第三根肋骨處的SEL13（見圖6.12）。

2.將你的右手放在位於上背部右側、頸部和肩膀交會處下方的SEL11，同時將你的左手放在位於胸腔正面左側第三根肋骨處的SEL13。

我兒子沙夏今年十六歲，是兒童生日派對上的專業小丑。他在十到四十人面前進行三十分鐘的魔術表演，然後替小孩子彩繪臉部，爲他們做動物造型氣球。

他從十四歲就開始做這行，總是會在派對前幾天他會變得相當緊張。他是青少年，做的卻是通常由成年人來做的工作，我相信這對他造成了額外的壓力。

由於他會「預先緊張」，就像瑪麗所說的——在事件眞實發生前就緊張兮兮❶，因此我專注在第五層次上，爲他做了幾次小腸能量流，然後就忘了這回事。但週日的派對過後，他說：「哇噢！媽，這是我第一次沒有在演出之前感覺緊張耶！眞是太棒了。」

❶作者將pretense（假裝）一字拆解成pre-tense（預先、緊張）。

膀胱功能能量

帶走我們的淚水和恐懼。

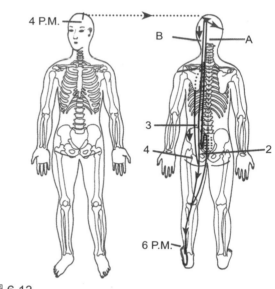

圖 6.13

　　下午四點，膀胱功能能量會從前額斜升至頭頂中央（見圖6.13）。左、右兩側的膀胱能量流在此處短暫交會，隨後繼續各走各路並同樣一分爲二。其中一個部分流進耳垂並就此消散。

另一個部分則流進腦部。當它從腦部離開時，會再度分成A和B兩個不同的部分。

　　A的部分沿著脊椎旁邊大約兩三公分的地方下行至尾椎。它在此處流進膀胱，朝內部和上方移動，然後分裂成1和2兩個部分。

　　1的部分上升至腎臟，再下降至膀胱，隨後又再度上升（這部分不在插圖顯示）。

　　2的部分循著髖骨運行至尾椎旁邊、直腸的後方。它從此處下降至膝蓋背面，並與下面會提及的4的部分混合。

　　與此同時，在和A分開之後，B的部分則運行至肩膀背面，分成3和4兩個部分。

　　3的部分沿著脊椎旁邊大約四公分的路線下降至坐骨。

　　4的部分也沿著脊椎旁邊大約八公分的路徑下降至坐骨，並在此

處與3混合。4從坐骨下降至膝蓋背面與2
混合，然後繼續沿著腿部外側下降，最後
經過腳踝來到小腳趾外側。膀胱功能能量
的4會在小腳趾轉變成腎功能能量。

　　膀胱功能能量的尖峰時段在下午四點
到六點之間；膀胱能量流會在冬季接受最
豐沛的能量。

　　導致膀胱能量流發生失調的相關態度
是**恐懼**（似是而非的錯誤證據）。

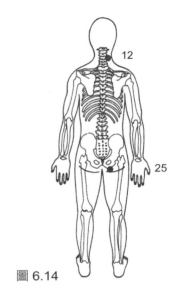

圖 6.14

平衡膀胱能量流

　　膀胱能量流與第四層次有關，你可以握著雙手的食指，或是用
以下的「施作捷徑」加以協調：

1. 將你的左手放在位於頸部後方右側、顱骨和肩膀中間的SEL12，同
　 時用你的右手跨接位於右側坐骨的SEL25（見圖6.14）。
2. 將你的右手放在位於頸部後方左側、顱骨和肩膀中間的SEL12，同
　 時用你的左手跨接位於左側坐骨的SEL25。

　　　有個認識的人打電話告訴我，說她終於說服兒子和媳婦，
帶他們八個月大的兒子來見我。小孩因為淚管堵塞已經排定了
手術時間。她知道他們只是在遷就，但她拜託我一定要做點什
麼，因為她無法忍受看著這麼小的嬰兒動手術，而我當時不過
是個初學者。

　　我焦慮地拿出課本，看看該用哪條能量流。說明膀胱能量流的那一頁，第一行就寫著「淚管堵塞」。八個月大的好動小嬰兒是一大挑戰，但我還是設法運用了膀胱能量流。做完第二次療程後，那位媽媽來電說手術取消了，因為淚管已經打開了。

腎功能能量

個體發展蘊含的生命精華。

　　下午六點，腎功能能量會從小腳趾外側交叉穿過腳掌（見圖6.15）。它行經腳跟內側下方，再上行至腿部內側，然後經由腹股溝內側來到直腸。

　　能量流從直腸橫越至尾椎的另一側，接著從背部運行至生殖器正面。能量沿著恥骨繼續前進，移往下腹部再上升至肚臍，並在離開肚臍後往腎臟前進。左側的腎能量流前往右腎，右側的腎能量流則前往左腎。

　　腎能量流從腎臟下降至膀胱，然後上升至第八根肋骨並進入肝臟。行經肝臟後，它流進胃下口（幽門），接著上行至第四根肋

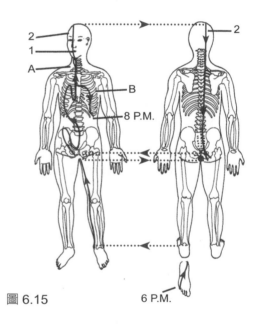

圖6.15

骨再進入肺部，並在此處分成A和B兩個部分。

　　A的部分經由喉嚨上升至舌根，它在此處進·步分成1和2兩個部分，1的部分在舌根消散；2的部分則沿著鼻側上升至前額，再下降至後腦杓，然後沿著脊椎旁邊大約一公分的路徑繼續向下流動。最後，2的部分在腹股溝正面出現並就此消散。

　　B的部分從肺部移往第三根肋骨後進入心臟。能量經由心臟的下半部進入橫膈膜，然後轉變成橫膈膜功能能量。

　　腎功能能量的尖峰時段是晚上六點到八點。它接受最多能量的季節是冬季。

　　導致腎能量流發生失調的相關態度是**恐懼**。

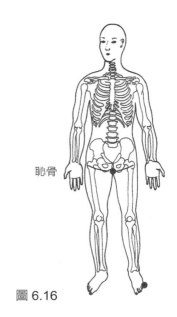

恥骨

圖 6.16

平衡腎能量流

　　腎能量流源自第四層次。因此，跨接食指和平衡第四層次，有助於平衡腎能量流。

　　我們也可以直接用以下的「施作捷徑」來協調腎能量流：

1.用你的右手握著左腳小趾，並將你的左手放在恥骨上（見圖6.16）。

2.用你的左手握著右腳小趾，並將你的右手放在恥骨上。

　　我室友藍迪的食道會週期性地緊縮。他小時候喝過腐蝕性溶液，雖然立刻就吐了出來，但溶液還是使他的食道收縮到只剩下小小的開口，連阿斯匹靈都無法整顆吞下而必須仔細嚼碎。藍迪告訴我，他的食道大約每隔五年就會完全閉鎖。有天這種情況又開始發生，但他不想去醫院求助，因為打開食道的方法，就是朝通道「塞」進一根裝滿藥物的軟管。相反的，他要求我替他施做仁神術。我使用了腎能量流，因為我在課本裡讀到，它的失調可能會導致「食道口產生腫脹」。藍迪接受仁神術之後，去水槽裝了一杯水來喝，我們都因此鬆了一口氣。他的食道不再有緊縮的感覺了！

橫膈膜功能能量❷

生命自身的最初源頭。

　　晚上八點，橫膈膜功能能量會流出橫膈膜並進入心臟（見圖6.17）。離開心臟後，它在第三根肋骨後方運行，然後分成A和B兩個部分。

　　A的部分在下降並循環胃部之後，繼續下降至肚臍下方大約三公分的位置，然後逐漸往小腸消散。

　　B的部分從第三根肋骨來到乳房

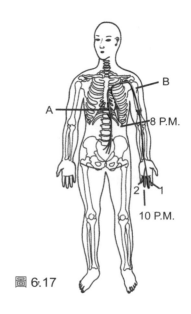

圖 6.17

❷橫膈膜功能能量相似於中醫理論中的「心包經」。

側邊，並從此處移往腋下，再上升至手臂正面。它循著從手肘外側到手肘正面中央的路徑前進後，繼續運行至手掌心，並在此處分成1和2兩個部分。

　　1的部分流往中指指尖；2的部分則流往無名指內側，在指甲尖端循環後轉變成肚臍功能能量。

　　橫膈膜功能能量的尖峰時段是晚上八點到十點。由於橫膈膜被包含在第六層次（整體性）內，因此與它有關的季節是一年四季。

　　徹底的絕望與橫膈膜能量流的失調有關。

平衡橫膈膜能量流

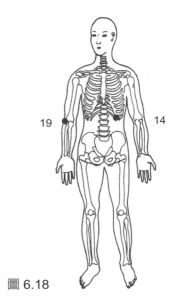

　　橫膈膜能量流源自第六層次。要協調第六層次和橫膈膜能量流，不妨跨接手掌。以下的操作步驟也是平衡這條能量流的有效工具：

1. 將你的右手放在位於胸腔正面底部左側的SEL 14，用你的左手按著位於右手肘皺摺處、與拇指同側的SEL 19（見圖6.18）。

2. 將你的左手放在位於胸腔正面底部右側的SEL 14，用你的右手按著位於左手肘皺摺處、與拇指同側的SEL 19。

圖 6.18

　　我和姊妹們出生在一九四○年代麻州西部的先鋒谷。我們的夏日夜晚，是在看著飛機俯衝菸田、噴灑DDT中度過的。這款農藥對身體有立即且長期的影響。長期影響的其中之一是，我們發育中的手臂和雙腿會彎曲變形。我媽問家庭醫師為什麼小孩會出現畸形，克拉克醫師說，「山谷裡的小孩都這樣，這是環境因素。」

　　二十五歲左右，我在呼吸、吸收、排泄、免疫系統與視力等各方面都很弱。我變得亢奮、過動，而且在心理和情緒上都覺得被困住。

　　一九八一年，我開始跟瑪麗學習仁神術。有了她熟練的指導，還有我逐漸增加的覺知與理解，我已經能運用跨接，並透過橫膈膜和肚臍功能能量使我全身精力充沛了。它們能幫助我的第六層次，代表「運動的擴大原則」，而翻轉身體所經歷的收縮，正是我需要的。藉由讓橫膈膜功能能量恢復活力，我注意到自己傾斜的眼睛變端正、漲紅的臉色變明亮、加速的脈搏變平緩，連呼吸都變得更加順暢，而且所有的身體功能也都穩定了下來。

　　現在，當我被某件事情弄得心神不寧時，我就會按按手掌心，或是用橫膈膜能量流的「施作捷徑」來接收我所需要的能量，好讓自己感覺重新回到平衡狀態。（我們會在肚臍功能能量的結尾把這個故事講完。）

肚臍功能能量❸

所有器官的守護者。

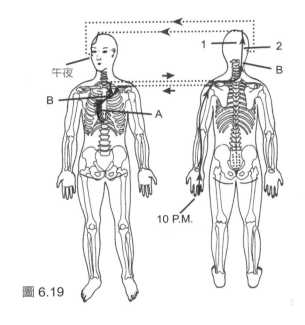

圖 6.19

晚上十點，在無名指的指甲外側接管橫膈膜功能能量後，肚臍功能能量會上升至手腕背面（見圖6.19）。能量循著手肘、手臂關節和肩膀來到正面第三根肋骨（兩乳之間），並在此處分成A和B兩個部分。

A的部分起初是在第三根軟肋骨反向側的一點消散。接著它繼續流經第五根肋骨，隨後進入心臟。左側的A從心臟行經胰臟再進入胃部。右側的A則將能量傳送至膽囊，然後也進入胃部。

B的部分（左、右兩側都是）上升至肩膀，並行經頸部肌肉和第一節胸椎，然後來到距離反向耳朵大約五公分的一個點。B在耳朵分成1和2兩個部分。

1的部分從耳朵背面斜著運行至頭部，然後在眉毛內側邊緣出現，接著又橫跨至眼睛外側邊緣並進入枕骨。左、右兩側的能量流隨後在此處混合。

與此同時，2的部分從耳朵背面流進耳朵，再往外朝下眼瞼的中

❸肚臍功能能量相似於中醫理論中的「三焦經」。

央前進。此時，肚臍功能能量的2的部分
會轉變成膽功能能量。

　　肚臍功能能量接受最多能量的時間在
晚間十點到午夜十二點之間；與它相關的
季節是一年四季。

　　和橫膈膜能量流一樣，肚臍能量流的
失調可能與**徹底的絕望**相關。

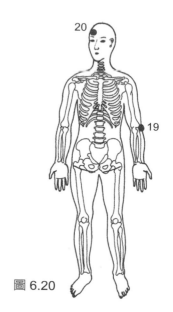

圖6.20

平衡肚臍能量流

　　肚臍能量流源自第六層次，因此可以
透過跨接手掌來加以協調。它的施作捷徑
是SEL 19和SEL 20。

1.將你的左手放在位於額頭上半部、右邊眉毛上面一點點的SEL
　20，同時用你的右手跨接位於左手肘皺摺處、與拇指同側的SEL 19
　（見圖6.20）。

2.將你的右手放在位於額頭上半部、左邊眉毛上面一點點的SEL
　20，同時用你的左手跨接位於右手肘皺摺處、與拇指同側的SEL 19。

　　（接續橫膈膜功能能量的案例）透過讓肚臍功能能量精
力充沛，所有我經歷過的虛弱都改善了，有許多還消失無蹤。
肚臍功能能量確實能讓我的身體恢復條理。我很欣賞我筆直的
四肢和脊椎，以及獲得改善的吸收力、體力、視力、病毒抵抗
力，還有平靜。

我從四十五歲開始經歷經期的轉變。身體掌管內部物質順暢流動的能力，也就是肚臍能量流的功能，在每個月都面臨考驗。當我有頭痛、脖子緊繃、耳鳴、夜間盜汗或腹脹之類的症狀時，我就會運用肚臍功能能量，然後看著症狀消失。

膽功能能量

客觀思考的主要部分，掌管人們的個人抉擇與心智反應。

從下眼瞼中央出現後，膽功能能量會迅速分成A和B兩個部分（見圖6.21）。

A的部分循環顴骨，再上升至距離眉毛外側邊緣半公分的一個點。此時，能量從耳朵後方朝耳垂繞出一個半圓形，接著轉向後腦杓，以另一個半圓形的路徑上升至額頭。抵達額頭後，能量流又立刻以半圓形的路徑往後腦杓行進，並在此處分成1和2兩個部分。

1的部分流往肩峰（肩膀和手臂關節的正面）。2的部分從位於背部頂端的第一節胸椎，斜著流向肩

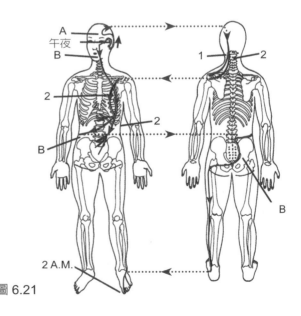

圖6.21

關節的背面。2從肩關節下降至肩峰的凹陷處，接著繼續進入胸部，在此處與膽功能能量的B部分交會後，又下降至第七根軟肋骨。2在第七根肋骨處再次與B短暫地混合，然後分成兩條支流。這兩條支流之一流進胃部，另一條則流進肚臍並就此消散。

與此同時，B的部分已經從頰骨下降至肩膀正面，在行經第四根肋骨的正面後，來到了第七根軟肋骨，並在此處與A能量流的2的部分混合。

請記住，膽能量流的全數支流都各有兩組，它們在身體的左、右兩側互為鏡像。然而，B能量流左、右兩側的路徑卻流經不同的器官。左側的B能量流行經肝、膽，然後移往第四節腰椎；右側的B能量流則行經脾、胰，並往第四節腰椎前進。左、右兩側的B從第四節腰椎繼續進入腹腔。離開腹腔後，兩條能量流循環骨盆，然後在直腸的兩側出現。每條能量流各自沿著兩邊的臀部和腿部外側下降，進入外腳踝後又分成兩個部分。一個部分跨過腳背流向無名趾；另一個部分則斜著跨過腳背來到大腳趾的指甲，並在此處轉變成肝功能能量。

膽功能能量的高峰在午夜十二點到凌晨兩點之間，還有春季期間。

導致膽能量流發生失調的相關態度是**憤怒**。

平衡膽能量流

第三層次創造了膽能量流。因此，膽能量流能透過跨接中指來加以協調。

我們也可以運用以下的練習：

1. 將你的左手放在位於頸部後方左側、顱骨和肩膀中間的SEL12，同時用你的右手跨接位於額頭上半部右側、眉毛上面一點點的SEL20（見圖6.22）。

2. 將你的右手放在位於頸部後方右側、顱骨和肩膀中間的SEL12，同時用你的左手跨接位於額頭上半部左側、眉毛上面一點點的SEL 20。

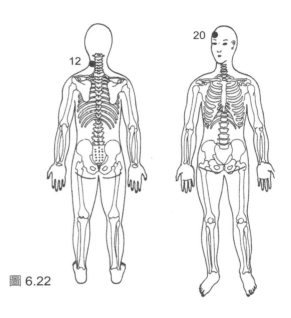

圖 6.22

　　一位洛杉磯的學校老師預定隔天要去歐洲，可是她有嚴重的偏頭痛，認為自己不可能成行。她和朋友在電話上聊到這件事，對方說，「你需要仁神術的療程」，然後給了她我的號碼。她打電話給我，我說，「我們在辦公室見。」她痛到沒辦法開車，所以由她媽媽載她過來。她真的很不舒服。

　　我記得瑪麗說過，膽能量流對排除偏頭痛非常有效，因此我就加以使用。做完能量流之後，她說，「我幾乎不痛了！以前從沒發生過這種事！」療程結束時，她心平氣和又欣喜若狂。「我簡直不敢相信，」她說，「現在我可以去歐洲了。」回來以後，她開始學習仁神術，現在她是一名療癒師。

肝功能能量

使靈魂與身體相連結。

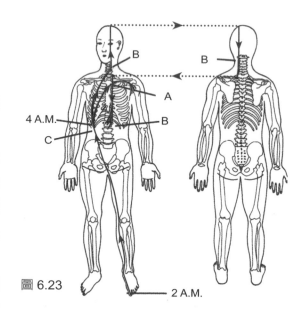

圖 6.23

　　凌晨兩點，肝功能能量會經由腳踝內側，從大腳趾的指甲內側上升至腿部，再穿過腹股溝進入恥骨區域（見圖6.23）。左側能量流往上流經腹腔和胃部右側，接著進入膽囊。右側能量流則上升至腹腔和胃部左側，並進入胰臟。

　　接著，左、右兩側的能量流行經橫膈膜，並分成A、B、C三個部分。A的部分往上升，隨後橫越至正面第一根肋骨和腋下區域，然後就此消散並流進肋膜。B的部分橫越至喉嚨另一側，隨後上升至眼睛後方。它穿過大腦往上運行，再沿著後腦杓往下進入食道，最後在胃部外側消散。

　　C的部分流進肺部，轉變成肺功能能量，並就此完成二十四小時前開始的整個循環。

　　肝功能能量的高峰在凌晨兩點到凌晨四點之間，還有春季期間。

　　導致肝能量流發生失調的相關態度是**憤怒**。

平衡肝能量流

你可以握著其中一根中指來平衡第三層次，它會反過來平衡肝能量流。或者，你也可以直接用以下這個簡單的「施作捷徑」來活化肝能量流本身：

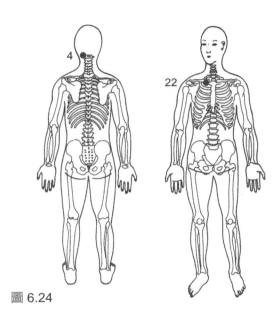

圖 6.24

1. 用你的左手按著位於顱骨底部左側的SEL4，同時用右手按著位於右邊鎖骨下方的SEL22（見圖6.24）。

2. 用你的右手按著位於顱骨底部右側的SEL4，同時用左手按著位於左邊鎖骨下方的SEL22。

在擔任居家看護期間，有一天，我除了照顧自己的病人之外，還得幫忙另一名正在休假的護士。我被派去名叫提摩西的男子家裡，他因為罹患肝癌而行將就木。這位年長的愛爾蘭紳士躺在沙發上，看起來蒼白、消瘦、痛苦不堪又腹脹如鼓，在休息的狀態下仍顯得上氣不接下氣。

提摩西說，他女兒週日（再過三、四天）要結婚，他很擔心自己無法陪她走完紅毯，因為他連從沙發到大門的幾英尺都走不完。我問他有沒有興趣體驗一種我熟悉的能量協調技術，

看看效果如何。他同意了。於是接下來的三、四天，我迅速做完例行性的護理工作，然後開始進行能量協調。我用的是肝功能能量。提摩西的體力每天都有進步，他的症狀也有部分得到緩解。婚禮就在隔天，我和他道別並祝他一切順利。

隔週四我接到一通他妻子打來的電話。她說丈夫不僅陪女兒走完紅毯，還在婚宴上與她共舞。幾天後他就過世了。提摩西在死前告訴妻子，「告訴佩蒂，這是因為她和仁神術。跟她說聲謝謝。」當然，我很驚訝也深深感謝他和家人。對我而言，我不只參與了這名男子的旅程，我相信這次經驗也是讓我繼續從事居家看護工作的原因。

　　總而言之，這十二條器官能量流組成了一個驚人的全方位網絡，一天二十四小時滋養我們身體的每個區塊。當我們持續對構成這個網絡的能量路線提高覺察時，就越能瞭解自己不僅是由環環相扣的各處所組成的集合體而已，而是壯麗輝煌又合而為一的整體。再者，我們越是理解存在於不同的能量流、安全能量鎖和層次之間的種種關係，我們在對抗未知的恐懼時就越能「免疫」，這種恐懼是指當我們面對「嚇人的大標籤」時所感受到的恐懼。例如，它使我們了解到，一個大型的肺部改善計畫，並不一定就是一顆受損到無法修復的肺。我們反而重新察覺到，在滋養肺部的網絡沿線，有一處規模較大但可以被修正的能量中斷。

　　當然，如果我們忠實地操作本章所介紹的手勢和「施作捷徑」練習，可能永遠不必處理許多「大到嚇人的標籤」。藉由平衡無所不包的各個層次，我們已經很熟悉那些能協助我們維持整體幸福感的手勢了。現在，我們還有這十二個可以任意運用的「施作捷

徑」,能直接跨接位於某條特定器官能量流沿線的安全能量鎖。運用這些安全能量鎖,我們就能跨接任何可能卡在能量流沿線某個位置的能量。(請注意,這些用來平衡十二條能量流的「施作捷徑」,是仁神術練習的精簡版本。這些練習往往與跨接能量流沿線的幾個安全能量鎖有關,但更詳細的介紹會超出本書的範圍。我們鼓勵任何有興趣進一步學習的人,去上經過授權的仁神術課程。)

下一章,我們將介紹三種非常特殊和強大的練習,它對活化我們的脾、胃和膀胱能量流特別有幫助。然而,它們對維持整體幸福感和迅速增加體力也很有效。因此,它們往往被稱爲一般「日常操作」步驟,而我們會建議大家每天都做。

Chapter 7
日常操作步驟

日常操作步驟是全面性的，因為它們能徹底清理正面和背面。

　　十二條器官能量流、層次、三一能量流和安全能量鎖，是形成仁神術這門療癒藝術的核心概念。在初步接觸這些概念後，學員多半會感到驚愕，因為它們之間的微妙互動，似乎以無數種方式影響著身、心、靈的所有面向。但在開始認識這些概念時，許多人卻發現自己有些不知所措。如果我們試圖以舊有的、熟悉的方式去理解陌生的想法，對新層次的覺察往往會引發困惑。瑪麗在課堂上便經常用「困惑就是進步」來提醒新的學員。

　　同樣地，我們當中有許多人過著忙碌的生活，要在行程滿檔的時間表上納入這些新的概念和練習，可能會讓人對它的可行性感到懷疑。本章即將說明的日常操作步驟，可對這項特定的困境提供實際、有效的解決方案。它們不只簡單易學，在卸除因為繁忙生活而日積月累的「髒物、粉塵和油汙」方面也很有幫助。基於這個理由，它們通常被稱為「清潔工」。

　　這三個清潔工負責清理體內不同的能量區塊。這些區塊指的是「前上升能量」「前下降能量」和「後下降能量」。陸續活化這三者，對處理現代生活中經常面臨的各種壓力特別有效。再者，把這三種操作步驟用在自己身上，可能和用在別人身上一樣容易，因此它們特別適用於自助用途。基於這些理由，我非常建議大家每天操作。

　　在應用這些操作步驟時，不妨按照至今你一直遵循的相同程序。只要把手放在各個部位幾分鐘即可，或是直到你能感覺到一股脈動或全然放鬆的深刻感受為止，便能繼續進行下個步驟。一開始你可能很難感受到脈動變化的節奏，可是透過練習，你會發現自己對它變得越來越敏感。

　　如果時間允許，請將這些操作步驟運用在身體的左、右兩側，或是只跨接身體較緊繃的那一側，都可以自由選擇。把操作步驟調整成自己覺得最方便、最舒服的做法也無妨。比方說，如果某個步驟讓你覺得特別有活力，就可以經常加以操作，把它當成恢復元氣的個人化快速練習。最後，請記得每個區塊都有半徑八公分的有效範圍，所以不必過於擔心精準度。身體的智慧知道如何運用經由層次、能量流和安全能量鎖而輸送的能量。接近操作步驟中描述的位置，就足以透過適當的安全能量鎖發送出豐沛的生命能量流了。

前上升能量操作步驟

　　這個特定的操作步驟能讓脾功能能量恢復活力。在仁神術裡，脾往往被視為身體的「太陽能」來源，所以當你覺得精疲力盡或過於勞累時，這個操作步驟能帶來能量方面的大幅提升。由於脾能量流在和諧的狀態下能減輕憂慮，因此也有助於安定神經。除此之外，它還能增強消化功能。

　　身體右側的做法如下（見圖7.1）：
1.將你的左手（手掌或手背皆可，看何者較為舒服）放在脊柱底部（尾椎）。
2.將你的右手放在位於右邊踝骨內側和腳跟之間的右SEL5。（如果這

個姿勢不舒服，就把右
手的手指放在右邊的膝
內側或恥骨上。）

3. 將你的右手移往位於
   左側胸腔底部中央的左
   SEL14。

4. 將你的左手移往位於右
   側鎖骨下方第三根肋骨
   中央、剛好在右乳上方
   的右SEL13。

5. 將你的左手移往位於左
   側鎖骨中央的左SEL22。

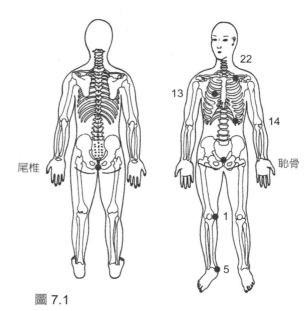

圖7.1

　　身體左側的做法如下
（見圖7.2），它的操作步驟
與右側相反：

1. 將你的右手（手掌或手
   背皆可，看何者較爲舒
   服）放在脊柱底部（尾
   椎）。

2. 將你的左手放在位於左
   邊踝骨內側和腳跟之間
   的左SEL5。（如果這個
   姿勢不舒服，就把左手
   的手指放在左邊的膝內
   側或恥骨上。）

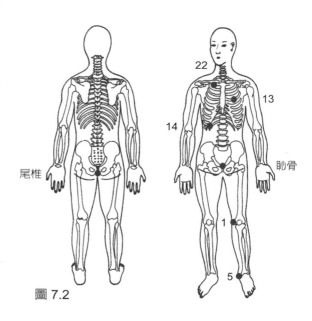

圖7.2

3. 將你的左手移往位於右側胸腔底部中央的右SEL14。（右手掌仍置
　於尾椎上。）

4. 將你的右手移往位於左側鎖骨下方第三根肋骨中央、剛好在左乳
　上方的左SEL13。

5. 將你的右手移往位於右側鎖骨中央的右SEL22。

　　我向來嗜吃甜食，所以有時會發現自己吃掉的糖遠超過對
我有益的分量。事後我通常不是緊張兮兮就是連動都不想動。

　　幾年前，我在朋友的推薦下去上了仁神術的自助課程，在
那兒學到了前上升能量操作步驟。我狂吃甜食後立刻想起這個
操作步驟，而且馬上開始用在自己身上。才一下子，我就覺得
心平氣和而且沒那麼累了。從那時起，我就每天運用這個操作
步驟。我不但覺得更有體力，對甜食的渴望似乎也降低了。

前下降能量操作步驟

　　接下來的操作步驟能恢復身體正面從頭到腳的活力。它會直
接影響胃功能能量，因此和前一個操作步驟一樣，有助於緩解憂慮
和心理壓力，對清理任何發生在腰部以上的堵塞也很有效，例如腹
脹。所以，它對任何參與體重改善計畫的人都很有幫助。

　　請記住，你可以跳過任何做起來不舒服的步驟。只要繼續進行
讓你不必費力的下一步即可。

　　身體右側的做法如下（見圖7.3）：

1. 將你的左手手指放在位於右側頰骨底部的右SEL21。在後續步驟

中，手要一直放在該處。

2. 將你的右手手指放在
位於右側鎖骨中央的右
SEL22。

3. 將你的右手手指移往位
於左側胸腔底部中央的
左 SEL14。

4. 將你的右手手指移往位
於腰背部的左 SEL23。

5. 將你的右手手指移往位
於右側胸腔底部中央的
右 SEL14。

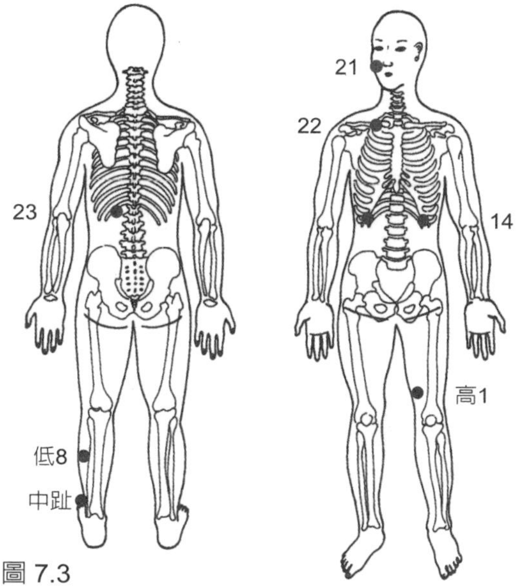

圖 7.3

6. 將你的右手手指移往位
於左邊大腿內側、膝上約八公分的左高 SEL1。

7. 將你的右手手指移往位於左小腿、大約在膝蓋外側和腳踝中間，
緊挨著左脛骨的 SEL 低 8。

8. 將你的右手手指移往左腳中趾，並以手指和拇指握著中趾。

　　注意：你的左手手指在整個操作過程中一直放在右側頰骨底
部，移動的只有你的右手手指而已。

　　身體左側的做法如下（見圖 7.4）：

　　它的操作步驟與右側相反。當時間允許時，可以左、右兩側都
做。但如果時間不允許，只要跨接身體較緊繃的那一側就好。

1. 將你的右手手指放在位於左側頰骨底部的左 SEL21。

2. 將你的左手手指放在位於左側鎖骨中央的左 SEL22。

3. 將你的左手手指移往位於右側胸腔底部中央的右 SEL14。

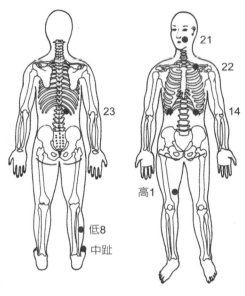

圖 7.4

4. 將你的左手手指移
   往位於腰背部的右
   SEL23。

5. 將你的左手手指移
   往位於左側胸腔底
   部中央的左SEL14。

6. 將你的左手手指移
   往位於右邊大腿內
   側、膝上約八公分
   的右高SEL1。

7. 將你的左手手指移
   往位於右小腿、大
   約在膝蓋外側和腳

踝中間，緊挨著右脛骨的SEL低8。

8. 將你的左手手指移往右腳中趾，並以手指和拇指握著中趾。

　　在接觸仁神術之前，我對不時發作的消化不良束手無策，
因為我對某些食物和防腐劑過敏。雖然我為了應付這個問題而
試過各種處方藥物，可是它們都有我不想要的副作用。

　　一九七九年，有次發作時好友剛好在我身邊。我覺得胸口
像是被橡皮筋緊緊纏住，有點呼吸困難。過去的經驗告訴我，
這些症狀跟胃有關，而且接下來的幾小時我可能會很不舒服又
噁心想吐。

　　很幸運的，我朋友是一位仁神術療癒師。她馬上開始為
我治療。想像一下，當所有的症狀都在半小時內消失時，我有

多麼的驚訝和開心！我不相信效果能持續，於是問朋友有沒有可能重複獲得同樣的結果。她說可以，我甚至也有能力治療自己。

　　她繼續教我一套能用來幫助胃部的動作，叫做「前下降能量操作步驟」。過去十五年來，我每天都用這個操作步驟。它已經救過我很多次了。

後下降能量操作步驟

　　這個操作步驟能影響膀胱功能能量。因此，它對促進身體的排泄過程相當有用。它是清除頭痛和背部壓力的強大工具，對肌肉和腿部的不適也很有效。

　　身體右側的做法如下（見圖7.5）：

1. 將你的左手手指放在位於頸部右側、介於耳朵和脊椎之間的右SEL12。
2. 將你的右手（手掌或手背皆可）放在脊柱底部的尾椎上。
3. 將你的右手手指移往右膝後方中央（即膝窩中央）。
4. 將你的右手手指移往位於右腳踝外側、右踝骨下方的右SEL16。
5. 將你的右手手指移往右腳小趾，並以拇指和手指握著小趾。

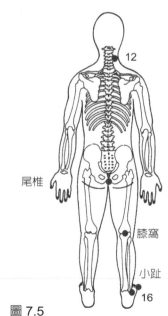

圖 7.5

身體左側的做法如下（見圖7.6），操作步驟與右側相反：

1. 將你的右手手指放在位於頸部左側、介於耳朵和脊椎之間的左SEL12。
2. 將你的左手（手掌或手背皆可）放在脊柱底部的尾椎上。
3. 將你的左手手指移往左膝後方中央（即膝蓋彎曲處）。
4. 將你的左手手指移往位於左腳踝外側、左踝骨下方的左SEL16。
5. 將你的左手手指移往左腳小趾，並以拇指和手指握著小趾。

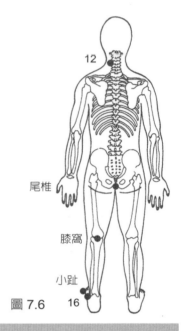

尾椎

膝窩

小趾

圖7.6　16

我體驗過一路痛到右腿的坐骨神經痛。從我懷孕七個月開始，這種疼痛不曾間斷地持續了將近兩年。不舒服的感覺一直都在，有時我痛到整晚睡不著，其他時候則是隱隱作痛。

在初次接受仁神術的治療後，那位療癒師給了我一張說明，要我每天做兩次膀胱能量流的自助步驟（也就是「後下降能量操作步驟」）。我遵照她的指示，每天早晚各練習十五分鐘。第五天結束時，我的不舒服一掃而空，而且確實感覺更平靜、更樂觀了。

接下來的六、七年，我沒再痛過半次。過去幾年，有好幾次我只要有一絲疼痛的跡象就會想起坐骨神經的路徑，而且只要操作一、兩次膀胱能量流的自助步驟，就能立刻將疼痛排除。

　　上述操作步驟是仁神術的全套招式中最強大的自助工具。對生活方式特別繁忙的人而言，這三種日常操作步驟是再怎麼強調都不為過。任何選擇把它們當成日常慣例的人，都能得到立即、持久的好處。只要每天花幾分鐘加以應用，我們就能讓一直承受龐大壓力的部位恢復活力並得到滋養。

Chapter 8
用手指和腳趾緩解各種狀況

我們始終擁有和宇宙協調一致所需的一切，即我們的手指和腳趾；知道這點令人欣慰，我們永遠不必擔心自己會忘記，或是一時之間找不到它們。

　　如同我們在第一章所看到的，當村井次郎被宣告無可救藥時，他避居到家族的山頂小屋裡斷食、靜心，還操作各種稱之為「手印」的手指姿勢。村井結手印的經驗，使他擁有後來發展成仁神術的洞察力。在某種意義上，我們在前面七章學到的一切，都可以追溯回那些簡單的手指姿勢。當我們花時間去學習和練習這些手印時，我們不只是藉由這門藝術的根源來重新認識自己，也認識了用來恢復健康和平靜的強大工具。

　　稍早曾提及，我們的十根手指各自管控體內的一萬四千四百種功能。村井發現，用各種方式彎曲、伸展和緊握十根手指，可以創造出多達六百八十種不同的手印。不難想像，認識這些不同的手印，能讓我們將能量送往全身上下的任何部位。村井也相信，結合左、右兩手的簡單動作能帶來身、心之間的和諧。因此，手印最終將賦予我們應付各種心理和情緒問題的能力，包括那些顯露於身體狀況上的擔憂。

　　緊接在後介紹的是八種特別強大的手印，這些手印可以處理各種與失調有關的原因和擔憂。

手勢一：吐出重擔和阻礙

　　用右手拇指輕輕按著左手中指的手掌側。將右手的其餘手指放在左手中指的背面（見圖8.1）。

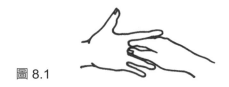

圖 8.1

　　請以同樣的方式施作於右手中指。

　　這個手勢有助於緩解從頭到腳的全身緊繃和壓力。它能協助我們吐氣，並清空體內有害的淤滯與清除堵塞能量的肇因。

　　此外，每當你發現自己為以下任何一種特定的擔憂所苦惱時，不妨運用這個手印：

- 我看不太清楚。
- 我吐氣不順。
- 我感到挫敗。
- 我總是很累。
- 我猶豫不決，老是拖拖拉拉。

手勢二：吸進豐盛

　　用右手拇指輕輕按著左手中指的背面，將右手的其餘手指放在左手中指的掌面（見圖8.2）。請將這個程序反向施作於右手中指。

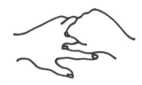

圖 8.2

　　這個手勢能讓我們更容易吸進「生命氣息」，也就是豐盛的源頭。它可以用來緩和下列心理或身體的擔憂：

- 我無法「進行」深呼吸。
- 我的聽力越來越差。
- 我的腳讓我感覺不舒服。
- 我不像以往那麼警覺。
- 我的眼睛讓我相當困擾。

手勢三：冷靜並恢復元氣

　　用右手拇指按著左手小指和無名指的手掌側，將右手的其餘手指放在左手小指和無名指的背面（見圖8.3）。

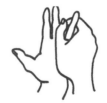

圖 8.3

　　請將它反向施作於右手。

　　這個手勢有助於鎮定身體、釋放神經緊張和壓力，並使所有的器官功能恢復活力。每當你感受到以下任何一種心理狀態或身體症狀時，它都能派上用場：

- 我太緊張了。
- 我擔心我的心臟。
- 我走太多路會上氣不接下氣。
- 我老是「勉強」要做些什麼。
- 我很沮喪，沒什麼能開心的事。

手勢四：釋放一般性的日常疲勞

　　用右手拇指按著左手拇指、食指和中指的背面，將右手的其餘手指放在左手拇指、食指和中指的手掌側（見圖8.4）。請將它反向施作於右手拇指和其餘手指。

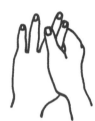

圖 8.4

　　這個手勢有助於釋放在日常生活中累積的疲勞、緊張和壓力。它能協助釋放憂慮、恐懼和憤怒，也可以用來緩和以下任何一種心理或身體困境：

- 我覺得好累。
- 我對健康、財富、幸福等一切感到不安。
- 我開始覺得自己老了，而且看上去有老態。
- 我為了無關緊要的事情發火和生氣。
- 我什麼事情都可以煩惱。

手勢五：全面恢復元氣

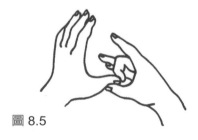

　　將右手的中指和拇指圈起來，把手掌側的拇指放在中指的指甲上。接著，將左手拇指滑進右手拇指和中指的接合處（見圖8.5）。請反向施作於右手。

圖 8.5

　　這個手印能協助恢復身體所有功能的活力，並釋放那些造成日常疲勞的堵塞。它也有助於克服以下的任何一種狀況：

- 我總是覺得心神不寧。
- 我似乎沒什麼問題，但我老是覺得累。
- 我的氣色很糟。
- 我喜怒無常，但是我無法自我控制。
- 我對甜食有無法控制的渴望。

手勢六：自在地呼吸

　　用右手拇指的指腹側碰觸無名指的指甲，並持續幾分鐘（見圖8.6）。

　　請反向施作於左手拇指和無名指。

　　這個手勢能強化呼吸功能，而且有助於平衡所有與耳朵相關的改善計畫。在步行、慢

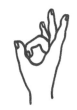

圖 8.6

跑、跑步或運動時，這個手勢能幫助我們更自在地呼吸。在高海拔地區飛行或駕駛時，它也能派上用場。每當有以下任何一種身體或情緒狀況占上風時，不妨採用這個手勢：

- 我的皮膚狀況很糟。
- 我覺得被排擠、沒人愛，而且很容易掉眼淚。
- 我笨手笨腳，實在很不靈活。
- 我失去了所有理智。
- 我的耳朵讓我困擾。

　　手勢七和八能幫助我們為全身帶來和諧。

手勢七：吐出髒物、粉塵和油汙

雙手交握，左、右手中指的手掌側互碰
（見圖8.7）。

這個手勢有助於釋放日常來自頭部、肺
部、消化功能、腹部和腿部的緊張和壓力。
它也能強化吐氣的能力，並卸除任何累積的
髒物、粉塵和油汙。

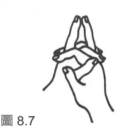

圖 8.7

手勢八：吸進純淨的生命氣息

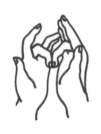

左、右手中指的指甲互碰（見圖8.8）。

這個手勢有助於舒緩背部緊繃，並促進整
體的幸福感。它也能強化我們吸氣和接收純淨
生命氣息的能力。

除了這些手印，手和腳也能並用來處理影
響身、心、靈的各種失調。下面要探討的就是
這些手腳並用的操作步驟：

圖 8.8

手、腳之間的連結

　　在最顯而易見的是手和腳從掌跟到腳跟、從拇指到大腳趾，在形狀上都有驚人的相似性。傳統療癒者將這些相似性視爲能量模式相對應的結果。因此，他們長久以來一直認爲手和腳在能量上是連結的。

　　經過多年的實驗和研究，村井次郎觀察到，手指和腳趾的上三分之一節對應的是身體的上半部，包括心理和情緒功能、大腦，以及胸部。他提到，這同一組關節也和大腿相對應。當手指和腳趾的首段關節彼此跨接時，任何心理或情緒壓力以及胸部和大腿的緊繃，都能夠獲得緩解。

　　手指和腳趾的中段關節對應的是臉部、消化功能、腹部和小腿。跨接這些中段關節有助於疏通上述部位的任何堵塞。最後，手指和腳趾的下段關節對應的則是頸部、骨盆、足部和全身。當我們跨接下段關節時，能量會被引導至這些部位。

　　村井次郎也在這三組指（趾）關節和手掌與腳掌之間看見了類似的關係。關節的上三分之一節對應的是上半截的手掌和腳掌。同樣地，指（趾）關節的中段對應的是手掌心和腳掌心。至於手指和腳趾的下段關節，則與掌跟和腳跟一致。

　　仁神術也指出，在反向側的手指和腳趾之間也有類似的關係。如果你把一隻手放在反向側的腳上，這些關係會變得更加明顯。你可以藉此看出拇指如何與小腳趾對齊，而食指又是如何與無名趾對齊等等。

　　以下是利用手和腳之間的關係，來協助恢復健康與和諧的自助操作步驟。

手掌和腳掌：活化全身

　　手掌心和腳掌心與生命能量的源頭，即正中能量流有關。因此，這股滋養全身細胞的能量可以用手掌和腳掌來加以協調。人們往往會無意識地握緊雙手，好讓自己重獲新生，並從精疲力竭的狀態中恢復活力。握緊雙手表示有許多的緊張和壓力，而張開手掌則令人聯想到更放鬆的生命狀態。

　　以下兩個操作步驟可以用來減輕疲憊、精神錯亂、眼睛疲勞和腹部絞痛。它們對腳部循環也很有幫助。

手掌

　　雙手的手掌交疊，讓你的右手指尖碰觸左手手掌，讓你的左手指尖碰觸右手手掌（見圖8.9）。

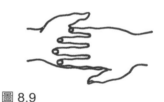

圖 8.9

腳掌

　　用你的左手握著左腳，讓指尖碰觸腳掌心，拇指則握著腳背（見圖8.10）。你可以一次跨接一腳，也可以同時跨接雙腳。

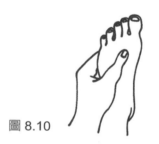

圖 8.10

反向側的手指和腳趾

拇指和小腳趾

　　「需要關注」的拇指和小腳趾，在跨接時往往是最敏感的指

（趾）關節。因此，它們總是需要最能恢復活力、最充滿感情的關懷。

仁神術將拇指視爲「遊行領隊」。如果拇指的能量節奏紊亂，那麼所有的跟隨者都會亂了步伐。

拇指能消除一般性的日常疲勞，並提升健康的消化功能。我們可以跨接任一拇指來消除頭部、肩膀和肺部的緊張不適。

小腳趾能協調所有形式的肌肉痙攣，而且有助於清除頭痛。它們還能釋放恐懼、不安、不確定、嫉妒、復仇心和固執。

跨接小腳趾可以釋放背部的緊繃，促進有益健康的吸收、排泄和更強大的生殖功能（見圖8.11）。小腳趾也能強化腎臟和膀胱功能。

和手印一樣，這些手指和腳趾的操作步驟，可以用來減輕與身體狀況有關的心理壓力。每當你發現自己想到以下的任何問題時，不妨利用這個「拇指和小腳趾」

操作步驟：

- 我失去平衡。
- 我呼吸困難。
- 我心律不整。
- 我發燒了。
- 我的消化系統失去平衡。
- 我覺得緊張。
- 我肌肉痙攣。
- 我很容易累。
- 我很愛操心。
- 我沒安全感又缺乏自信。

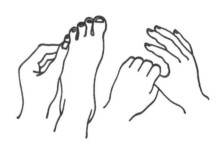

圖 8.11

- 我好像瘦不下來。
- 我肚子脹脹的。

食指和無名趾

　　跨接食指可以影響活化骨頭和骨髓的功能（見圖8.12）。跨接食指也能幫助嬰兒消除長牙與流口水等口腔不適、促進牙齒和牙齦的康復、避免頭髮變白和稀梳，並促進全身上下的健康循環。

　　握著食指和無名趾有助於減輕恐懼和沮喪，對引起腹脹、體液滯留和脹氣的堵塞，也能有效加以釋放。

　　單單跨接無名趾，可以恢復肝、膽、脾、胰和橫膈膜的功能，還能用來強化背部和呼吸系統。

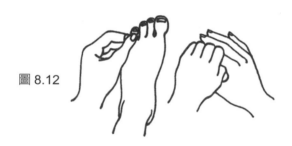

圖 8.12

　　每當你發現自己有以下的想法時，不妨握著食指和無名趾：
- 我很不安，而且很害怕。
- 我覺得自己很負面。
- 我覺得孤單、沒人愛。
- 我似乎無法成功。我總是需要別人幫忙。
- 我很無聊。
- 我便秘。

- 我有慢性耳疾。
- 我有黏液囊炎、網球肘，而且手腕或手指會疼痛。
- 我的指甲看起來生病了。

中指和腳中趾

　　跨接中指和腳中趾可以協調全身上下，但它對呼吸和消化功能特別有效（見圖8.13）。它能將哺乳媽媽的母乳產量提升至最理想、最健康的狀態。它還能釋放膝蓋的緊張和壓力。

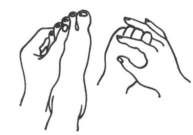

圖 8.13

　　當你正經歷以下的任何情況時，這個練習十分有用：

- 我很生氣。
- 我很累，看上去很憔悴。
- 我很容易瘀青。
- 我有偏頭痛。
- 我的眼睛令我困擾。
- 我無法呼吸。
- 我的消化令我困擾。
- 我有吞嚥問題。
- 我有說話問題
- 我有聽力問題。
- 我總是太亢奮，根本無法放鬆。

無名指和腳食趾

握著無名指和腳食趾可以釋放胸部、呼吸及消化系統的緊張和壓力（見圖8.14）。它在恢復存在的喜悅、釐清思緒和改善視力方面功效卓著。

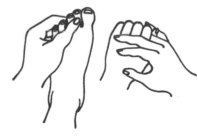

圖 8.14

當你有以下的感覺時，不妨運用這個操作步驟：

- 我失去和諧。
- 我的情緒糟透了。
- 我不快樂，而且似乎走不出來。
- 我深受想法、感覺和欲望所苦。我連呼吸都沒辦法，胸口鬱悶。我全身充滿了黏液。
- 即使不難過，我的聲音聽起來也像在哭。
- 我是個可悲的邋遢鬼。我有皮膚問題、長疹子，且體毛過多。
- 我的眼睛令我困擾。
- 我有消化問題。
- 我無精打采，可是我越無所事事，感覺就越糟。

小指和大腳趾

小指和大腳趾可以協調循環、神經、肌肉和骨骼系統。它們也有助於緩解耳朵問題和消化壓力（見圖8.15）。跨接小指和大腳趾能為我們的生活帶來歡笑，也能減輕腹脹或腳踝腫脹。如果你發現自己腦袋不清楚，或是深受頭痛和呼吸問題之苦，不妨握著小指和大腳趾來加以改善。

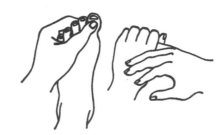

圖 8.15

當你有以下的感覺時，同樣可以握著這些手指和腳趾：

• 講話結結巴巴時，我會覺得尷尬和驚慌，但那也無濟於事。

• 我很容易出汗，這很令人尷尬。

• 我總是口渴。

• 我很努力嘗試，但似乎沒什麼進展，我很洩氣。

• 我到底要怎樣才會快樂呢？

• 我有靜脈曲張，它們開始令我疼痛，而且看起來很醜。

• 我有消化問題和胃灼熱，這讓我很擔心。

• 我的聽力正在惡化。

• 我的耳朵嗡嗡叫。

• 我的皮膚很乾。

• 我似乎沒有任何熱情或喜悅。

• 我猜我永遠不會成功。我是個失敗者。

• 我試著靠走路來增加體力，但走完反而覺得更糟。

• 我的小寶貝有睡眠問題。

• 我跌斷腿了。

• 我扭傷腳踝。

• 我很容易出意外。

- 我有泌尿問題。
- 我精神不振。
- 我愛吃甜食。

　　整個宇宙的創造力就在這些手指和腳趾之間。然而，唯一能了解這點的方式，就是實際去操作跨接並體驗它們所產生的轉化。我們可以成為自己的見證，並親眼看看自己被賦予了多麼美麗而強大的工具。

Chapter 9
急救和即刻療癒

　　在這整本書裡，我們看到了仁神術的廣泛應用。仁神術可以當作預防措施，也可以用來緩解慢性、長期存在的疾病，同時在緊要關頭它也是很有效的急救方式。仁神術容易上手的特性，讓我們能在需要照料時立即施作。在無法取得其他協助的情況下，例如偏僻地區的旅行，仁神術也能派上用場。除此之外，仁神術在輔助傳統治療方式上也很有幫助。仁神術溫和、非侵入性的本質，足以確保它用起來安全無虞，又不會干擾其他治療。

　　以下列舉了許多將仁神術應用在急救或慢性病上的方法。這些施作捷徑可以用來幫助自己或援助他人。有些操作步驟因為對各式各樣的情況都能派上用場，所以會在本章重複出現。

警覺——坐在你的雙手上，手心或手背皆可，同時按著位於坐骨的SEL25。

過敏——把手放在位於上臂的高SEL 19，和位於反向側大腿內側的SEL1。

腳踝和足部改善計畫——把手放在位於手腕、在疼痛腳踝反向側的SEL17。

焦慮——交叉雙臂並把手放在位於肩胛骨外緣、接近腋下的SEL 26。

平衡食欲——把手放在位於頰骨底部的SEL 21。

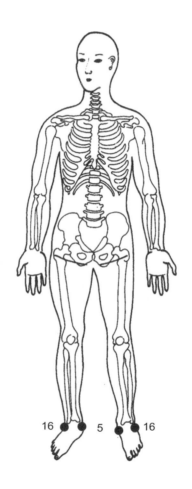

圖 9.1

關節炎 —— 施作於左腳時,用你的右手按著位於左腳踝內側的
SEL5,同時用你的左手按著位於腳踝外側的SEL16;至於右腳,用
你的右手按著位於腳踝內側的SEL5,同時用你的左手按著位於腳踝
外側的SEL16(見圖9.1)。

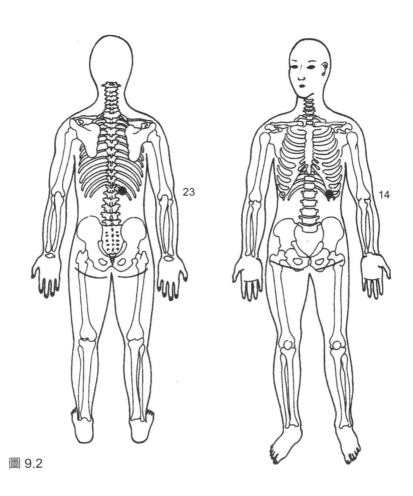

圖 9.2

氣喘和呼吸困難──用你的左手按著位於左側胸腔底部的左 SEL14，並用你的右手按著位於腰背部的右 SEL23（見圖9.2）。

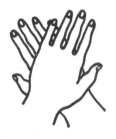

圖9.3

背痛和坐骨神經痛——同時按著位於腹股溝的左、右SEL15。

流血——將你的右手放在流血的部位，並將左手放在右手上面（見圖9.3）。月經量過多的女性，不妨將這種按法用於妳們的下腹部。

腹脹、腫脹和水腫——交叉雙手，按著位於膝蓋內側的SEL 1。

乳房改善計畫——交叉雙臂，把手放在位於肩胛骨外側、接近腋下的SEL 26。

拇囊尖腫——把手放在位於手肘皺摺處、與拇指同側的SEL19，並按著位於同側膝蓋背面的SEL8（見圖9.4）。

燒傷——用手掌覆蓋燒傷部位，如果碰到太痛，就把手掌懸在傷口上方（距離燒傷的皮膚幾公分）（見圖9.5）。

平衡膽固醇——按著雙手的掌心。

慢性疲勞症候群——把手放在位於腰背部脊椎兩側的SEL23。

感冒、流感、發燒——把手放在上背部的SEL3，和位於同側腹股溝的SEL15。

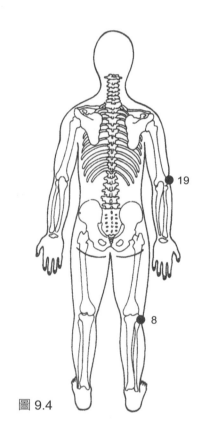

圖9.4

便秘——把手放在位於左小腿的SEL低8。

抽筋、痙攣——把手放在位於腰背部的左、右SEL23。

憂鬱症——把手放在位於鎖骨下方的SEL22，和位於反向側腰背部的SEL23（見圖9.6）。

腹瀉——把手放在位於右小腿的SEL低8。

頭昏——把手放在位於頰骨底部的SEL21。

耳鳴——握著無名指。

用眼過度——把手放在位於後腦杓的SEL 4，和位於反向側頰骨的SEL21。

昏倒、失去知覺——把手放在位於顱骨底部的左、右SEL 4。

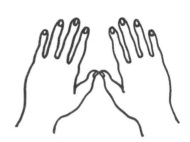

圖9.5

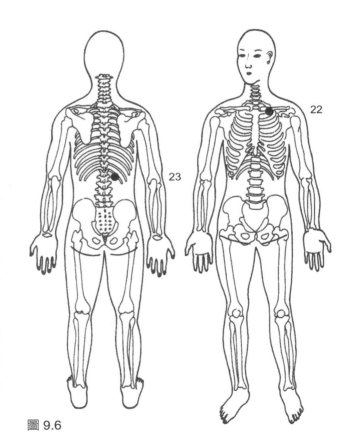

圖9.6

生育力——把手放在位於胸部的左、右SEL13。

鎚狀趾——用手掌覆蓋鎚狀趾,並按著位於反向側足弓的SEL6。

宿醉——把手放在位於上背部和頸部的SEL11、SEL12和SEL3。

頭痛:

　後腦杓痛——把手放在位於拇指的SEL18。

　前額頭痛——把手放在位於腳踝外側的SEL16。

　偏頭痛——同時按著SEL16和SEL18。

聽力障礙——把手放在位於肩膀的SEL11和位於反向側胸部的SEL13。

胃灼熱(火燒心)——把手放在位於胸骨底部SEL14之間的位置。

心臟症狀——握著小指。

打嗝——把手放在位於耳垂後方及SEL12的橫向位置。

臉潮紅——把手放在位於左小腿的SEL8。

免疫系統——把手放在位於上背部的SEL3和同側腹股溝的SEL15。

陽萎和性能力改善計畫——把手放在位於胸部的左、右SEL13。

昆蟲咬傷——將你的左手直接放在咬傷處,並將你的右手放在左手上面(見圖9.7)。這種動作也能用來清除碎片。

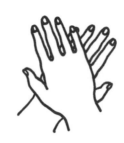

圖 9.7

失眠——把手放在位於拇指底部的SEL18。

下顎改善計畫——把手放在下顎疼痛的部位和位於反向側腳踝外側的SEL16。

關節疼痛——用手掌覆蓋關節不適的部位。

膝蓋改善計畫——交叉雙臂,把手放在位於上臂的高SEL19。

陣痛和分娩——把手放在位於下背部的SEL2,並按著位於反向側膝蓋內側的SEL1。

記憶力——將你的右手放在頭頂上,並將你的左手手指擱在眉心。

經期緊張——把手放在位於胸部的左、右SEL 13。

肌肉痙攣——把手放在位於膝蓋背面外側的SEL 8。

噁心反胃——把左右手交叉放在大腿內側的高SEL1。

頸部緊繃——把手放在位於頸部的SEL12,並按著脊柱底部(尾椎)。

哺乳期婦女——握著中指。

生殖改善計畫(男性和女性)——把手放在位於胸部的左、右SEL13。

肩膀緊繃——把手放在位於肩膀的SEL11,並按著位於同側腹股溝的SEL15。

鼻竇改善計畫——交叉雙臂,把手放在位於手肘皺摺處、與拇指同側的SEL19。

皮膚改善計畫(青春痘、長疹子等)——用手掌覆蓋左、右小腿。

暴怒——握著兩個大腳趾的SEL7。

牙痛——握著牙痛部位反向側的食指。

手腕痛——交叉雙臂,把手放在位於手肘皺摺處、與拇指同側的SEL19。

國家圖書館出版品預行編目資料

仁神術的療癒奇蹟：調和生命能量的至簡療法 / 愛麗絲.博邁斯特(Alice
Burmeister), 湯姆.蒙特(Tom Monte)合著；詹采妮譯. -- 初版. -- 臺北市：方智,
2015.08
　　176 面；17×23公分 --（方智好讀；74）
　　譯自：: The Touch of Healing : Energizing Body, Mind, and Spirit with the
Art of Jin Shin Jyutsu
　　ISBN 978-986-175-400-0（平裝）
　　1.另類療法　2.指壓
413.93　　　　　　　　　　　　　　　　　　　　　104011038

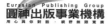 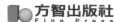

http://www.booklife.com.tw　　　　　　　　　reader@mail.eurasian.com.tw

方智好讀　074

仁神術的療癒奇蹟──調和生命能量的至簡療法

作　　　者／愛麗絲・柏邁斯特、湯姆・蒙特
譯　　　者／詹采妮
發 行 人／簡志忠
出 版 者／方智出版社股份有限公司
地　　　址／台北市南京東路四段50號6樓之1
電　　　話／（02）2579-6600 · 2579-8800 · 2570-3939
傳　　　真／（02）2579-0338 · 2577-3220 · 2570-3636
郵撥帳號／ 13633081　方智出版社股份有限公司
總 編 輯／陳秋月
資深主編／賴良珠
責任編輯／王志銘
美術編輯／林雅錚
行銷企畫／吳幸芳 · 陳姵蒨
印務統籌／劉鳳剛 · 高榮祥
監　　　印／高榮祥
校　　　對／周婉菁
排　　　版／莊寶鈴
經 銷 商／叩應股份有限公司
法律顧問／圓神出版事業機構法律顧問　蕭雄淋律師
印　　　刷／祥峯印刷廠
2015 年 8 月　初版
2024 年 3 月　33 刷

THE TOUCH OF HEALING
By Alice Burmeister with Tom Monte
This translations published by arrangement with Bantam Books, an imprint of Random
House, a division of Random House LLC.
Complex Chinese edition copyright © 2015 by Fine Press, an imprint of Eurasian
Publishing Group
All rights reserved

定價 320 元　　　　　ISBN 978-986-175-400-0